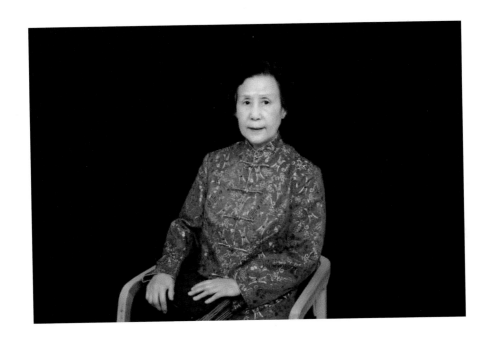

　　徐玲　女，主任医师，长安徐氏风湿流派传承人，生于 1946 年 6 月，出身中医世家，1970 年毕业于陕西中医药大学本科医疗系，留校任内科医师，1978 年调入西安市第五医院，曾任中医科主任（1991—2003 年），陕西省内科专业委员会委员，陕西省中医、中西医结合学会第一届风湿病学术委员会副主任委员，第二届名誉主任委员，中国康复医学会风湿病专业委员会理事会委员，陕西省中医内科高级职称评委，第四、五届《陕西中医》杂志编委。

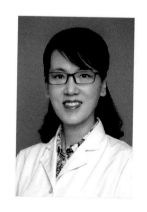

张俊莉　女，主任医师，现任中华医学会中医风湿病委员会常委，中国民族医药学会风湿病分会副会长，陕西省中医、中西医结合风湿病专业委员会主任委员，陕西省医学会风湿病专业委员会委员，国家中医药管理局"十一五"重点专科中医风湿病学科带头人。

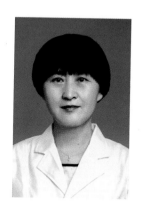

陈爱林　女，研究生学历，主任医师，长安徐氏风湿流派代表性传承人兼项目负责人，大偻研究室研究员，1994年毕业于陕西中医学院，一直从事中医风湿病诊疗工作，擅长风湿病的中西医结合治疗，主持并参与省市级科研项目十余项。

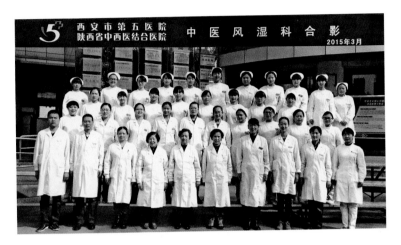

2015 年徐玲老师与科室同事合影

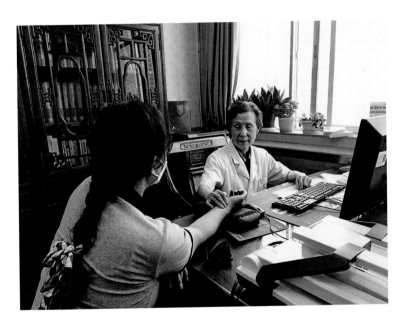

徐玲老师在门诊工作

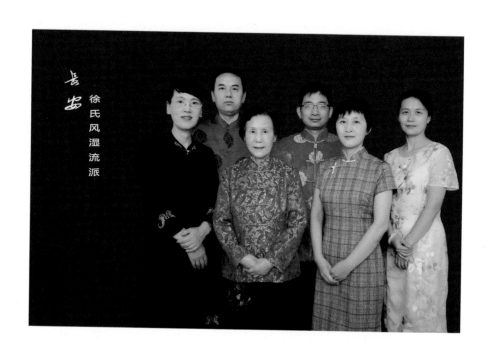

徐氏流派传承人
第一代传承人　徐　玲
第二代传承人　张俊莉　陈爱林　董军胜　成　洁
第三代传承人　薛　琳

名医徐玲经验集

陈爱林　　徐玲　主编

陕西新华出版传媒集团

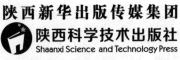

陕西科学技术出版社
Shaanxi Science and Technology Press

————— 西　安 —————

图书在版编目(CIP)数据

名医徐玲经验集 / 陈爱林,徐玲主编. —西安 : 陕西科学技术
出版社,2022.9

ISBN 978 - 7 - 5369 - 8302 - 1

Ⅰ. ①名… Ⅱ. ①陈… ②徐 Ⅲ. ①中医临床 - 经验 - 中国 -
现代 Ⅳ. ①R249.7

中国版本图书馆 CIP 数据核字(2021)第 274581 号

名医徐玲经验集
MINGYI XU LING JINGYANJI
陈爱林　徐玲　主编

责任编辑	耿　奕	
封面设计	朵云文化	

出 版 者	陕西新华出版传媒集团　　陕西科学技术出版社
	西安市曲江新区登高路 1388 号陕西新华出版传媒产业大厦 B 座
	电话(029)81205187　传真(029)81205155　邮编 710061
	http://www.snstp.com
发 行 者	陕西新华出版传媒集团　　　陕西科学技术出版社
	电话(029)81205180　81206809
印　　刷	中煤地西安地图制印有限公司
规　　格	787mm×1092mm　16 开本
印　　张	11　插页 2
字　　数	165 千字
版　　次	2022 年 9 月第 1 版
	2022 年 9 月第 1 次印刷
书　　号	ISBN 978 - 7 - 5369 - 8302 - 1
定　　价	50.00 元

《名医徐玲经验集》
编委会

主　编　陈爱林　徐　玲
副主编　张俊莉　董军胜　成　洁
　　　　刘　茜　朱红英　傅嘉莹
编　委　薛　琳　张文婷

推荐者的话

　　长安医学是指起源发展于陕西的中医药学。它是陕西古今历代医家临床防病治病的经验积累和理论总结，是中国医药学的重要组成部分。

　　长安是三秦大地的首府，古代曾是周、秦、汉、唐等 13 个王朝的首都。"秦地无闲草，长安出名医。"几千年来，我国许多著名的医药学家在这里从事医务活动或著书立说。如春秋时的医缓、医和，战国时的扁鹊，西汉的楼护，隋唐的巢元方、孙思邈、王焘、蔺道人、韦慈藏，宋代的石泰，明代的刘纯、杨珣、康佐、武之望，清代的叶逢春、薛宝辰、王学温、陈尧道，近代的黄竹斋、李鼎铭、麻瑞亭、成友仁、米伯让，现代的张学文、郭诚杰、雷忠义、杜雨茂、傅贞亮、高尚林、杨震等。同时，我国医药史上的许多重要的著作都在这里问世，如我国第一部病因证候学巨著《诸病源候论》，我国第一部医学百科全书、孙思邈的《千金方》，王焘的医学巨著《外台秘要》及世界第一部国家药典《新修本草》等。这些医家和他们的论著都对中医药学的传承发展做出了杰出的贡献。由此不难看出，长安不仅是中华文明的发祥地和中华文化的杰出代表，也是中华医药学的摇篮。

　　长安医学现有近 30 个学术流派，有 200 多名国家和省级名中医，有成千上万的中医药专家在全省各地为三秦百姓提供着良好的中医药医疗保健服务。他们一边坚持临床实践，一边辛勤笔耕，总结临床经验和诊疗体会，不遗余力地为长安医学的发扬光大添砖加瓦。为了及时传播交流长安医家的学术思想和临床经验，我们将向陕西科学技术出版社逐步推荐出版长安医家的学术著作。这些著作的作者或是长安医学学术流派的代表传承人，或是祖传中医的接班人，或是具有几十年临床实践经验的高年资中医专家，他们精于临床，学验俱丰，医术精湛，医德高尚，是当代长安医学的杰出代表。

中医药是在不断的学术争鸣中创新发展的，我们也期望广大读者对丛书开展讨论，提出修改建议或各种批评意见。

长安医学传承发展专家委员会

2020 年 9 月 18 日

序

大凡历代有所造诣的名医大家，莫不受"勤求古训，博采众长"治学理念的驱使而成就着自己的职业生涯、辉煌着自己从事的事业，西安市第五医院的徐玲医生，就是这样一位深受患者爱戴，让中医人仰慕的中医名家。近日研读西安市第五医院的陈爱林、张俊莉主任医师等医学同仁整理的《名医徐玲经验集》书稿，深为中医人在风湿痹痛病证知识领域之继承—创新—发展历程中的付出和成就而欢欣鼓舞。名医徐玲颇有丰富的中医临床经验，临床多个学科的复杂疑难病证均有治疗心得和深刻体会，而风湿痹痛病证的临床治疗则尤为所长，这也是该书的立题主旨及核心内容。

风湿痹痛病证是《黄帝内经》（简称《内经》）中十分重要的知识板块，除有《素问·痹论》《灵枢·周痹》2个专篇之外，还有40余篇不同程度地涉及这一内容，仅以"痹"为名之医学术语就有50余种之多，足见这一时期及此前的医学界对此认识之深刻。总括《黄帝内经》所论痹之含义有三：一为病在阴分的总称，如"病在阳者曰风，病在阴者为痹"（《灵枢·寿夭刚柔》）；二指闭塞不通之病机，如"食痹而吐"（《素问·至真要大论》），张介宾也认为"是指闭塞之义可知也"；三指痛风历节病，如马莳认为，"后世医书只有痛风一门，并无痹门，盖不考《黄帝内经》痹为何病，致使痹病不明于后世"。丹波元简曰："有为痛风历节之义，如本篇（《素问·痹论》）行痹、痛痹、著痹之类是也。"总之，痹之意涵不离乎闭塞之义，名医徐玲临床经验莫不遵循此旨。

《黄帝内经》所论风湿痹痛病证的范围极为广泛，既包括肢体痹，还包括五脏六腑痹等全身性多系统的许多种疾病，故而不能简单地将中医学中的痹病，就与西医医学的风湿性关节疾病等同。西医关节炎类疾病只能包括在痹病范围之内，而不能将二者等同。如行痹、痛痹、著痹等五体痹痛证，在临床实践中除包括运动系统疾病（关节炎）以外，还包括神经系统疾病（多发性神经炎）、胶原系统疾病（硬皮病）、代谢性疾病（痛风）等。而《黄帝内经》所论五脏痹中的心痹，不仅包括今之冠心病，还包括风湿性心脏病、肺源性心脏病等。因而不能简单地以现代医学疾病与中医学的痹病对号入座，应结合临床，全面分析，才不至于出现偏差。

《名医徐玲经验集》总结了名医徐玲"除湿通痹，当分兼挟；扶正祛邪，重视脾胃；培土生金，升阳除痹；培土扶木，通利关节；脾肾并治，养正愈痹；重视脾胃，随证调理；分调三焦，消除痛风" 7 条临证经验，体现其以风湿痹痛病证为核心病种的临床用药经验，这也是中医病证学中有关病证的临床分类的体现。纵观《黄帝内经》缔造的中医风湿痹痛病证知识板块的发展历程，无不体现着"继承—创新—发展"的运行轨迹，梳理有关风湿痹痛病证的分类，方法较多，其中也有不少内容相互有所交叉，总的归纳起来，主要的不外是从病因、病位、主证等方面进行分类。除此三类外，还有从病机、季节、证候等进行分类的。中医病证分类的实质，就是结合病证的临床表现予以辨证分型，从而服务于临床处方用药，其本质就是今之所谓的"辨证施治"。《黄帝内经》时代的临床医学家认为，风湿痹痛病证的治疗原则，就是根据其临床实践中的客观表现，运用辨证论治的思维方法，在对痹病综合分析和判断的基础上提出的临床治疗规律，是痹病各类证候具体治疗的指导原则，主要有扶正祛邪、标本同治、正治反治、三因制宜、宣通气血、同病异治、异病同治等。其施治的具体方法，除《素问·痹论》篇原文中提出的针刺治疗法则外，还有不少至今仍然有临床疗效的疗法，如：《灵枢·周痹》治疗"众痹"之"刺痹者，必先切循其下之六经，视其虚实，及大络之血结而不通，及虚而脉陷者而调之，熨而通之"；《灵枢·寿夭刚柔》创制的寒痹熨法，是以酒浸药，布裹加热熨所刺之处，并要求得汗避风，"每刺必熨，如此，病已矣"；还有相当于今之风湿痹痛病证外治理疗方法中"蜡疗"的"马膏膏法"，这就体现了当时医学界治疗该类疾病采用了针药、酒剂、热熨等综合疗法的丰富治疗经验。翻检这本传载名医徐玲的临床治验集录，充分反映了其对以风湿痹痛病证为主相关病证的当代治疗思路、方法与经验。

坚实的专业基础是学术不断前行的依据，创新展张是提升业务境界的动力。没有牢固扎实的专业基础，专业行进必然乏力；若无开拓创新的思路，必然没有业务提升的方向和空间。由于名医徐玲秉承家学，耳闻目染先父严谨的治医之道，加之其深耕中医临床50余载的知识积累，所以深谙《黄帝内经》论痹的微言大义，将此引申并拓展用以指导治疗白塞氏病、干燥综合征、糖皮质激素依赖综合征等，足见其深厚的专业知识功底和不断开拓创新的精神。这就是徐玲能够成为"长安徐氏风湿流派传承建设项目"的学术核心以及一代陕西名医的根本缘由所在。传承"长安徐氏风湿流派"学术及临床经验的关键，就是要学习和传承徐玲的治学精神，以及其对中医知识的"继承—创新—发展"的治学理念。

西安市第五医院，是国内一所以中西医结合为主治疗风湿痹痛类病证见长的有名医疗单位，享誉国内医界。该院之所以有如此骄人的成绩，就是有一批像徐玲这样爱岗敬业无私奉献的医学人，就是有像"长安徐氏风湿流派项目"团队这样多个学术集体的共同努力，才使该院的业务水平、诊疗水平逐步提升并不断攀高。任何一个学术团队、学术个人的成长，都与其所处的学术环境密不可分，都与国家政治气候、学术氛围难以割裂。因此，我们每个中医人，都要像名医徐玲、都要像"长安徐氏风湿流派"学术团队那样，珍惜当下难得的、良好的中医药发展机遇，搏力奋进，为中医药事业的美好明天而努力。

名医徐玲与我同窗 5 载，看到同学辉煌的中医药事业和成绩，在这本《名医徐玲经验集》即将付梓之际，使我的欣喜、兴奋、钦佩、祝贺多种感念油然而生并为之序。

陕西中医药大学　张登本

2020 年 6 月 18 日于古城咸阳

前　言

　　凝聚了多位专家6年心血的《名医徐玲经验集》即将出版。在编撰期间，得到了长安医学传承发展专家委员会和陕西中医药大学张登本教授的帮助推介。

　　长安徐氏风湿流派由西安名中医徐文彬老先生创建于20世纪30年代，发端于西安市保和堂诊所。徐文彬先生理论修养深厚，辨证论治、处方用药精准，在西安地区享有盛名。其女儿，陕西省名中医徐玲从小受父亲熏陶，酷爱中医学，一生弘扬传播先父的学术成就。她毕业于陕西中医药大学（原陕西中医学院），师从国医大师张学文教授及诸位名医大家，医德高尚，知识渊博，医术精湛，博采众长。从事风湿类疾病的临床、教学、科研工作50余年，诊治来自全国各地的各类风湿病患者数十万人次，形成了独到的学术经验，其学术流派于2018年被西安市卫生健康委员会确立为长安徐氏风湿流派。徐玲在50多年风湿病的临床诊疗中形成了一套自成体系的学术思想并广为传承。张俊莉、陈爱林诸位弟子师承徐氏流派，深受徐玲中医学术思想影响，勤求古训，博采众长，融汇新知。徐氏流派的传承人不断总结实践经验，创新形成了"祛邪守中、内外相扶、奇经奇法以治痹"的独特疗效和方法，深受患者的信赖，强直性脊柱炎中西医结合诊治的临床研究于2020年获得陕西省科学技术进步奖，使徐氏流派的影响力日益壮大。

　　西安市第五医院风湿病医院是国家级风湿病区域诊疗中心，作为徐氏流派的传承单位，有责任、有义务使流派的学术思想传承并发扬光大。为了让更多的中医风湿病领域的从业者薪火相传，也为了让流派的学术思想及经验更好的传承推广，由长安徐氏风湿流派传承人编写的《名医徐玲经验集》一书即将付梓，特别感谢为本书的编写、出版、发行给与大力帮助的各位专家！受时间和经验所限，不足之处在所难免，希望各位读者提出宝贵意见，以丰富长安徐氏风湿流派的内涵，使中医药的发展源远流长！

陈爱林　徐玲

2022 年 8 月于西安

目 录

第一章　成才之路

一、秉承父业，学习国医

家父徐文彬与午雪桥、邢春圃、王伯武、贾堃等，同为西安名中医。我幼时常去诊所，目睹父亲诊脉问病，并亲自调配内服或外用药，为患者解除疾苦，口碑甚好，耳濡目染，深受影响，1965年高中毕业后，欣然遵父命考入陕西中医学院医疗系学习。求学期间，先父时时督察，对艰涩难懂的古医籍，及药性、方义、诊脉、辨证、用药，悉心口传心授，为自己以后的医疗工作打下了坚实的基础。

于1970年大学毕业后留陕西中医学院工作，在国医大师张学文教授领导下的内科工作，与李继业、邵生宽、王朝宏、张建福、李新民、张驾庆等知名教授同科室，并曾与杜雨茂、王玉轩等教授带西学中第三期学员在咸阳窑店实习，与吴玉鼎老教授等在乾县梁村带76级四班实习（当时叫开门办学）。在日常的临床教学工作中，各位教授高尚的医德，务实的精神，渊博的医学知识，条理清晰的辨证思路，精湛的医术，积淀多年的临床经验以及众口交赞的好疗效，时时教导、濡润、激励着我，博采众长，使我在临床、科研、教学各方面的能力长足猛进，日臻成熟，我终生难忘，终生感恩。

二、致力于风湿病的诊治研究

于1978年调入西安市第五医院工作，开始从事风湿类疾病的临床科研工作，深切认识到风湿类疾病范围甚广，病情复杂，诊治不易。

在我国医学史中历来对该病种从证候、病因到辨证施治多有记载，一直延续至今，其中治疗方法多，疗效好，毒副反应少，在远期疗效和控制复发方面确有现代医学无法比拟的优势，在研究攻克风湿类疾病的途径中，有广阔的前景。在我院优势环境中，我们中医科有责任、有能力充分发挥祖国医学的特色，为寻求治疗风湿类疾病更有效的方药做出努力。

1983年为了进一步落实国家有关中医药政策，院领导牵头，经全科同志多方努力，组建了中医病房，成立并完善了中医风湿病科，参加全国中医风湿病的科研协作，完成了湿热痹冲剂、瘀血痹冲剂、尪痹冲剂的临床观察任务。1984年参加中华中医风湿病学术会并获得奖励，并根据全国中医风湿病规范化要求，结合大家多年的临床经验以及西北地区药源特点，我作为主要参与者，共同研发了痹证1~5号系列中药复方院内制剂，已经应用临床，并取得非常好的疗效，总结撰写了论文《辨证治疗痹证（类风湿性关节炎为主）480例的临床总结》刊登在《新中医》杂志上（第二作者）。

于1988年和商风楼主任医师，取穴大椎，运用脊电针疗法治疗一名强直性脊柱炎患者因上感引发的气管炎，经施针后，患者2种病证均有明显改善。遂受启发。《素问·灵枢》督脉"循背而行于身后，为阳脉之总督，督之为病，脊强为厥"，正是强直性脊柱炎的发病部位以及临床主要症状，而大椎穴又为督脉之要穴，又是手足三阳经交会穴，即提出在患者督脉据证取穴，用脊电针治疗强直性脊柱炎，并开始运用脊里针治疗与督脉有关的风湿类疾病的研究。申报了省级科研课题"脊里药针治疗强直性脊柱炎疗效观察"，我承担中医理论撰写及临床观察，课题获市科技进步奖。

于1989年，在北京中医药大学附属医院风湿病科进修，其间常听取路志正、焦树德、张乃峥、董怡等国内外享有很高名望的中、西医风湿病专家的讲座，广开眼界，扩大了思路，体会到对风湿类疾病，要用现代医学的检测手段和祖国医学的传统方法相结合，辨病辨证相结合，深入探讨，走诊断标准化、治疗规范化之路，综合运用多种治法，才是祖国医学突破此顽疾之正确途径。

经多年临床观察、总结，于 1991 年，我科申报"化瘀消痹汤治疗类风湿性关节炎研究"课题，获陕西省中医药管理局批准，我任第二负责人，经多年临床应用、观察，毒理、药理试验，定型院内制剂"化瘀消痹胶囊"，应用临床至今。

三、创建陕西省重点专科

1991 年院领导聘任我为中医风湿病科主任，带领全科医护人员致力于风湿病的诊疗工作，努力加强自身学术建设，经多年不懈努力，我科已达到对风湿类疾病规范化诊断、分型及处方用药，并有科室自创的特色诊疗方法，在省内有较高知名度。

1997 年，院领导指示脊里针科并入中医风湿病科，床位增至50 张，我任科主任，牵头向省中医药管理局申报成立"陕西省中医风湿病诊疗中心"获批准，我任诊疗中心主任，学术带头人。

我在"陕西省中医风湿病诊疗中心"专科建设工作中，做了大量工作，成立了"脊里针研究室"，并申报省科研课题"脊里针的研究"，我为课题负责人之一，多年来在治疗与督脉相关的风湿类疾病中，充分发挥了祖国医学特色。中西医结合为治疗风湿类疾病开创了新疗法，成为西安市第五医院治疗风湿类疾病的特色疗法，并取得了瞩目的疗效。

在多年的临床工作中，我观察到治疗风湿类疾病此一顽疾，单一内服法很局限，尤其是对一些合并有消化道疾病的患者，更是很棘手。中医外治法源远流长，自古就有"良工不废外治"之说，在院领导的支持下，我牵头成立了中医风湿病外治室，率先在我院开展了风湿病的外治法。主要选用疗效好，但内服毒性较大的中药，组方研制了"风湿擦剂""风湿熏洗方""消痛膏"等，在发病关节处外敷、外洗或外擦，根据经络学说原理，辨证选用对证穴位，注射当归、丹参、柴胡等中药注射液，充分发挥祖国医学特色。内外相扶，多方法、多渠道开展对风湿类疾病的治疗，显著提高了疗效，缩短了疗程，减少了内服药的种类及用量，以往常见的较重的毒副反应大大减少，病人依从性好，取得了社会效益、经济效益双提高，至今已在我院所有风湿病科推广应用。

为了提高医疗水平，以完成专科建设工作，带领全科同志，采取走出去——选派医护人员外出进修学习，参加各类有关学术会、学习班，请进来——利用会诊、讲座等机会，学习同行新的观点及医疗经验，以开阔视野，与时俱进。

承担陕西省中医药管理局下达的带教全省专科专病人才等工作，担任陕西省中医内科学会委员，《中医杂志》编委（2届），陕西省中医风湿病学术委员会副主委，受邀在陕西电视台及陕西省学术会上做专题讲座。

2001年退休，因工作需要院领导继聘任我为科主任，中医风湿病科在努力加强自身建设中成长，在多年考核中各项指标均名列前茅，多次被评为院先进科室，我个人多次被评为先进工作者、优秀共产党员，更重要的是辛勤的医疗工作，好的疗效，得到了广大患者的认可，好口碑使我们在省内外有了较高的知名度。

2003年正式卸任，担任技术顾问，参加科室的临床、带教、科研工作。

2004年，陕西省中医药管理局正式授予我科"陕西省重点中医专科"称号。

四、精勤不倦，带教后学

一名好医生，必须具备高尚的医德和精湛的医术。清代袁枚在《徐灵胎先生传》中说："艺也者，德之精华也，德之不存，艺于何有？"在临床中，面对患者总是怀着一颗同情心，耐心听取患者的陈述，平等、诚心地与患者交流，营造一个和谐的医患关系，望、闻、问、切缺一不可，处方选药，用心精微，既考虑到病情需要，也考虑到患者的经济承受能力，对外地患者尽量选用当地方便购买的药，与患者保持联系，以尽量减少患者来回奔波，得到省内外患者的好评。

精湛的医术，在于不断地学习、实践、总结、提高，正如宋代史崧为《灵枢》作序时说"夫为医者，在读医书耳，读而不能为医者有矣，未有不读而能为医者也，不读医书，又非世医，杀人尤毒于梃刃"，做为一名医生，要做到老、学到老，在多年工作中从不间断对古医籍的钻研及各有关风湿病新知识的学习，并先后亲自带教4名省中医药管理局委派的专科专病人才，毕业后均回本地开展了工作。

我科于2007年、2011年被国家中医药管理局确定为"十一五""十二五"重点专科建设单位，2013年确定为国家级中医临床重点专科，我任学术带头人。除上门诊外，定期到病房业务查房，指导下级医生对重点病种强直性脊柱炎、类风湿关节炎、骨关节炎、纤维肌痛综合征等的诊疗方案逐一验证，总结出我科多年来的诊疗特色。

我院确定为陕西省中西医结合医院后，我承担到西医风湿病科驻科指导的工作，定期为西医风湿病科查房，在临证中由浅入深讲授中医风湿病的诊断、治疗，处方用药显示了中医药的可靠疗效，获好评，并多次在全院为西医大夫授课。

先后担任第二、第四批全省老中医药专家学术经验继承工作指导老师，言传身教指导学术继承人。在学生随师出诊过程中结合临床讲解古医籍的深刻含义，方药的对症应用以及推广应用，按期认真详细批改学生的每一篇学习笔记，批阅内容既能引经据典以追本溯源，又能结合个人体会与临床经验，对疑难问题与学生共同讨论，在争论中达成共识，提高了自身学术修养，同时也在学生的科研课题中任技术指导，师生共同努力，继承人目前都是科室骨干。

多次在全国及省级学术会上做学术讲座，如"风湿寒性关节痛的辨证施治""类风湿关节炎的辨证施治""白塞病的辨证施治"，并多次受邀为中医药大学研究生班授课，如"痛风的诊断及辨证施治""干燥综合征的诊断及辨证施治"。

五、积极参与陕西省中医界学术工作

热心陕西省中医界学术工作，曾担任陕西省及西安市中医内科专业学术委员会委员，陕西省中医风湿病专业委员会副主任、名誉主任。先后2次担任《陕西中医》杂志编委。陕西省中医高级专业技术评委，全国及陕西省中医师承硕士、博士专业学位开题报告专家组评审专家及结业考核专家组评审专家，陕西省第二批名中医评审组专家，陕西中医药大学十大名医评审组专家，现任陕西省中医药专家委员会高级学术顾问。

多次参加陕西省中医药管理局组织的全国中医中药万里行义诊活动，及赴宝鸡、延安、商洛、铜川、汉阴的义诊活动。

毕业45年以来，从未间断一线医疗工作，长期的临床实践积累了丰富的临床经验，又在不间断的带教工作中积累了深厚的理论知识，多年的理论与实践相结合成就了名中医。

第二章　学术主张

一、尊古而不泥于古，辨病与辨证相结合

中医的理论核心是整体观念和辨证论治。风湿类疾病个体差异大，其症既有各自的个性又有相对的共性，因此运用现代医学实验室检查方法作为诊治中医风湿病的客观指标，以符合当前临床科研工作的双重诊断，辨病与辨证相结合，对深入探讨风湿病有非常重要的意义。因此在临床诊治风湿类疾病过程中要注意：

（1）人是一个统一的整体，因此影响症状轻重的因素很多，所以在诊治过程中对病情轻重的评估必须把患者的症状与检测指标相结合，切勿盲目加药或减药。

（2）一旦临床检测指标下降或上升，结合症状要调整治疗方案。

（3）当临床症状消失，仍须做各项指标检测，不可贸然停药。

二、思辨特点

祖国医学具有辩证法思想的发病学观点认为，人体疾病的发生是由于两方面决定的：一是正气的虚弱，二是邪气的侵犯。正气是主导，邪气是致病的条件，正如《素问·刺法论》说"正气存内，邪不可干，避其毒气"，在风湿类疾病的发病中也不例外。清代林佩琴在《类症治裁·痹证》中指出："诸痹，良由营卫先虚，腠理不密，风、寒、湿乘虚内袭，正气为邪气所阻，不能宣行，因而留滞，气血凝滞，久而成痹。"中肯地指出了风湿类疾病气血不足为

内因，复感外邪为外因。风、寒、湿邪留阻经络、肌肉、关节，久则成痹，若内舍其合则变证丛生，缠绵难治。

1. 祛邪重在除湿

从古至今众所公认，风、寒、湿邪是风湿类疾病的主要致病因素，其寒邪可温而消之，风邪可散而祛之。《素问·痹论》说："其风气胜者，其人易已也。"惟湿邪为重浊有形之邪。正如《医源·切脉源流论》所说"柔而遏者为湿邪"，其重着黏滞，中人着而不移且性弥漫而无处不到，最易阻遏气机，伤人阳气，且易与其他外邪相合，兼挟为患，易生变证；湿在五行中属土，正如清代吴鞠通指出"盖土为杂气，寄旺四时，藏污纳垢，无所不受，其间错综变化，不可枚举"。《神农本草经》明确指出："痹，湿病也。"《类证治裁》也具体指出："湿流关节，体酸骨痛，不利屈伸。"认为湿邪既是风湿类疾病的主要致病因素，同时又是致病产物。《医学入门》认为："痹初起，骤用参、芪、归、地，则气郁滞，邪不散，只以行湿流气药主之。"可见湿邪是痹病始动要素，今张六通等人对湿邪致痹机制进行了研究，使动物处于外湿环境的模型中，经过一段时间检测到动物出现了如风湿类疾病的多系统多器官的形态与功能的损害。1991 年，河南省风湿病医院院长娄玉钤主持"风湿病流行病学调查"，显示环境湿度偏高，风湿病患病率高，而1993 年，安徽医科大学在 6 月 29 日的《健康报》上发表文章指出，通过对结缔组织病的系统研究发现，居住环境潮湿是致病首要因素，都充分说明了湿邪为风湿类疾病致病的要素。

2. 扶正主健脾胃

脾胃学说是祖国医学理论的重要组成部分，由金代李东垣以《黄帝内经》为依据，积前人及自己多年临床经验而自成一派。他认为脾气行于四脏而无定体，认为"治肝、心、肺、肾有余或不足，或补或泻，惟益脾胃之药为切"，指出"内伤脾胃，百病由生"。脾胃在人体位居中焦，胃主受纳，主通降，脾主运化，主散精，二者共为人体气化升降之枢纽，在五行属土。《易经》说：

"至哉坤元，万物滋生。"即所谓土生万物。《景岳全书·杂症谈·脾胃》说："凡欲察病者，必先察胃气；凡欲治病者，必须常顾胃气，胃气无损，诸可无虑。"脾胃为气血生化之源，人以气血为本，一般来说扶助正气，治疗虚损证候，应以脾胃为论治重点，我在多年诊治风湿类疾病中深有体会。

（1）土旺，则气血充足脉道通利。

《素问·太阴阳明论》指出："脾病而四肢不用何也?"岐伯曰："四肢皆禀气于胃，而不得至经，必因于脾乃得禀也，今脾病不能为胃行其津液，四肢不得禀水谷气，日以衰，脉道不利，筋骨肌肉皆无以生，故不用焉。"指出了脾胃虚弱，气血生化不足。一方面人体脏腑、经脉、四肢百骸得不到营运之气血失于涵养致不荣而发痹病；另一方面气血不足，正气衰弱又会使外邪乘虚而入，留于脉络、筋骨关节而发痹阻。

（2）土旺则外湿不得犯，内湿不能生，痰瘀不会聚。

《金匮要略》指出："四季脾旺不受邪。"金代李东垣在《脾胃论》中也指出："脾全借胃土平和，则有所受而生荣，周身四脏皆旺，十二神守职，皮毛固密，筋骨柔和，九窍通利，外邪不能侮也。"脾胃健旺人体正气自然强盛，则外邪不可干。《素问·阴阳应象大论》说："中央生湿""诸湿肿满皆属于脾"。叶天士在《临证指南医案》中论述："湿喜归脾者，以其同气相感故也。"对于湿邪，张景岳也提出"水惟畏土，故其制在脾"的治则。若人体脾胃之气健旺，则受纳运化水谷精微的功能健强，周流不息则不能生湿致痹。

脾胃是人体气机升降之枢纽，主运化津液而荣养脏腑、经脉、四肢百骸。若脾胃虚弱则运化失职，水湿内停，反过来又困遏脾阳，互成因果，久之，湿浊内停，则聚而生痰。明代李中梓在《医宗必读》中指出："《内经》叙痰饮四条，皆因湿土为害。"叶天士在《临证指南医案》中更提出："一切诸痰，起初皆由湿而生。"正所谓《时病论·卷七》云："痰之源在脾。"湿邪痰浊内阻，致血流不畅，停而为瘀，痰浊和瘀血互结生成病理产物痰瘀，为有质有形之邪，又作为痹之致病因素，留阻于人体经络、关节、肌肉，聚久则关节僵硬、变形，甚至内舍脏腑而致变证丛生，成为风湿类疾病久延之根。

（3）土旺则气机通顺，痹除。

中医文献中痹的命名从不同角度出发而称谓各异，但主旨均认为，痹者，闭也，即经络壅塞，气血不行，为"痹"，也就是说风湿类疾病的病机主要是致病因素或病理产物留滞，使人体气机升降失常，从而致脏腑功能失调，因此诸医家在治疗风湿类疾病时，均认为首当舒畅气机，气机通顺，水谷精微运营才能周流不息。

脾胃属土，属中央，胃受纳腐熟水谷，脾化生精微，上归于肺，在肺与自然界清气相合为宗气，宗气是人体气机的物质基础，为诸气之本，正如吴鞠通在《温病条辨》中指出"肺脏受气于阳明"。脾胃为生气之源，肺为主气之枢，胃受纳，脾运化水谷精微之气旺，则肺气旺，宗气足而人体气机通顺，且肺又为水之上源，主通调水道，水道通畅，脾运化水湿才能环流无阻。

（4）土旺者肝有所藏，筋有所养。

风湿类疾病主证之一即为关节疼痛，屈伸不利。《素问·五脏生成论》指出"诸筋者，皆属于节"，也就是说筋络于关节之间，能收缩弛张使骨节运动自如。《素问·阴阳应象大论》说"肝主筋"，《灵枢·经脉》有"足厥阴气绝则筋绝。厥阴者，肝脉也。肝者，筋之合也"，也就是说，风湿类疾病中，关节疼痛，屈伸不利，主要病机是筋脉不利，而筋的滋养来源于肝，筋得肝养则关节活动灵活，运动有力。《素问·经脉别论》说："食气入胃，散精于肝，淫气于筋。"《素问·痿论》又说："阳明者五脏六腑之海，主润宗筋，宗筋主束骨而利关节也。冲脉者，经脉之海也，主渗灌溪谷，与阳明合于宗筋……故阳明虚，则宗筋纵。"宗筋者，筋之聚集处，主约束骨骼，利关节，若脾胃健运，化生气血旺盛，则肝藏血之功得以发挥而滋养筋脉，筋有所养则骨节活动自如，有利于风湿病的恢复。

（5）土旺则肾精充盈，骨节劲强。

风湿类疾病的主要病位在骨和关节，而肾藏精生髓，髓藏于骨腔之中，充养骨节，正如《素问·阴阳应象大论》说："肾生骨髓。"《类经》也说："髓充于骨，故骨为髓之腑。"若肾精充盈，则骨髓充足而人体四肢轻便功能矫健，正如《素问·灵兰秘典论》指出："肾者，作强之官，伎巧出焉。"而肾所藏之精，须赖脾胃生化的水谷精微不断供养才不致匮乏，所谓肾为先天之本，脾为后天之本。《素问·五脏生成论》说："肾之合骨也，其荣发也，其主脾也。"而李东垣也有补肾不若补脾之说。

随着科学的发展，应用现代医学技术，对中医脾胃功能进行研究，认为脾胃功能涉及人体多个系统，有广义性和多层次性，脾气虚证型，细胞免疫功能呈低下状态，而现代医学认为风湿类疾病属于自体免疫性疾病。古文献中有"四季脾旺不受邪"，"内伤脾胃，百病由生"之说，实则指出了脾胃功能具有抗病能力，与人体免疫功能有关。在治疗风湿类疾病时，一定要注意脾胃的功能，处方用药处处顾护脾胃，一方面有利于饮食营养的吸收，另一方面有利于药物的吸收，以充分发挥药效，所谓脾胃一败，百药难施。我们在多年临床中观察到，可明显减少疾病的反复发作，患者依从性好，从而控制骨关节功能障碍的发生，有利于风湿类疾病的恢复。

3. 多法并行，综合施治

风湿类疾病易反复发作，缠绵难愈，是一种比较顽固的慢性病，其致病因素多，病理属性复杂，涉及多系统，且病证表现多在四肢关节肌肤，又因病程长，长期服药导致很多患者出现了脾胃功能紊乱，严重影响了治疗效果，因此用单一内服法很难取得满意疗效，必须寻找其他给药途径，多法并行，综合施治。正如《类经·论治类》注释文所说"杂合五方之治而随机应变，则各得其宜矣"。幼时也常见先父诊病时，经常自制中药外用，合以内服汤药，内外兼施，疗效很好。从1988年开始我在我院率先开展了中医风湿类疾病外治法，经多年应用已成为我院治疗风湿类疾病的一大亮点。

（1）用奇法治奇经，治疗督脉为主。

强直性脊柱炎是一种中轴骨骼系统慢性炎症性风湿病，主要累及骶髂关节、髋关节和脊柱，病程长，内服药起效慢，易反复发作，且以青壮年人为多，属于国内外难治病证。于1988年与商风楼主任医师用脊电针取穴大椎治疗强直性脊柱炎病人时，观察到患者症状缓解很快且保持时间长，遂想到大椎穴为督脉之要穴，为手足三阳，督脉之会，总一身阳气而行于脊，正如《难经·二十八难》所载"督脉者，起于下极之俞，并于脊里，上至风府，入属于脑"正符合强直性脊柱炎的病位。《素问·骨空论》说"督脉为病，脊强反折"也正符合强直性脊柱炎的主要症状，而督脉属奇经八脉，不属于十二经的范围，和人体内在的脏腑不直接发生络属关系，因此受邪或病理产物停滞其间，不易祛除，因此治疗奇经八脉之病也一定要出奇制胜。正如徐灵胎在《难经经释》中指出"盖奇经之脉，不能环周，故无出路，惟用砭石以射之，则邪气因血以泄，病乃已也"，而脊电针与一般针刺疗法相比可以产生更强烈的针刺效应，迅速疏通督脉，使邪有出路，与古人使用砭石刺法治疗有相同之处。通则不痛，使气血顺利循督脉贯脊通脑，循此一思路，不断研发，至今30年来实践证明，脊里药针疗法起效快，疗效好，已为全国广大患者及专家鉴定委员会认可。

（2）针药并用，解除病痛。

风湿类疾病临床表现以四肢关节的症状为主，《灵枢·海论》说："经脉者，内属于脏腑，外络于肢节。"《灵枢·经脉》又说："经脉者，所以能决死生，处百病，调虚实，不可不通。"《灵枢·九针十二原》又说"以微针，通其经脉，调其血气，营其逆顺出入之会"，有"勿使被毒药，无用砭石"之优点。

针刺疗法是祖国医学宝库中的瑰宝，它以经络学说为依据，用针刺穴位治疗疾病，源远流长，而穴位注射疗法是近代我国针刺疗法的发展，因其选穴与针刺疗法选穴相同故有针刺作用，而所注射药物为中药肌肉注射制剂，故又有药物的作用。丹参注射液：《本草纲目》认为丹参可"破宿血，补新血"，有活血祛瘀止痛之功，现代药理研究认为丹参有扩张血管改善血液循环的作用，临证中一般疼重者用之，国内用丹参注射液肌注治疗冠心病、肝病也多有报道。当归注射液：《名医别录》谓当归可"补五脏，生肌肉"，现代医学研究认为当归有促造血，改善微循环，抗炎镇痛的功效。我们临证中一般属血虚证兼有肌肉萎缩者用之，国内用当归注射液肌注治疗腰腿疼、脑缺血等病也多有报道。具体方法：用 2～5ml 针管，6 号针头，按肌内注射药物规范要求，辨证选药，辨证取穴，每次 1ml 即可，针刺入穴位后缓缓推入药液，以得气为好（局部酸麻，胀感），隔日或 3d1 次。

建议：①关节腔内不宜注射。②只用于四肢患处。临床中观察到具有起效迅速，用药量小，副反应小的特点。

（3）内服外用合治，医理药性无贰。

风湿类疾病病理属性复杂，病位多在四肢关节，病邪滞留患处，常久治不愈，单一疗法很难取得满意疗效，正如徐灵胎在《临证指南医案》中点评道："凡有著之邪，总以外攻，《内经》有腰痛一篇，亦以服药不足尽病也。"

在临床诊病中观察到有些药物疗效好但毒性大，患者内服耐受性差，也有的因体质关系常会出现肝肾功能异常，血常规异常，恶心，皮疹，眩晕等不良反应，且剂量很难恰到好处，又有相当一部分病人因病程长或用药不规范，合并消化道症状，而成为不能服药之证或不肯服药之人。

人体组成外有皮、脉、肉、筋、骨，内有五脏六腑，通过经络内外联系成为一个有机的整体。徐灵胎在《洄溪医案》中治疗四肢关节痛认为："大凡营卫脏腑之病，服药可至病所，经络筋节，俱属有形。煎丸之力，如太轻则不能攻邪，太重则恐伤其正，必用气厚力重之药，敷、拓、蒸、熏之法，深入病所，提邪外出。"

川乌、草乌、乌梢蛇、生山栀等药有很好的祛风湿顽痹之功。古医书记载，其性疏利迅速，开通关腠，"主风寒湿痹历节痛"。现代药理研究发现其有很好的镇痛、抗炎疗效，但均属气重、味重、性猛之药，易伤人正气，属慎内服之药，临床也多有报道其不良反应者。1997 年，我牵头成立了风湿病外治室，在我院率先开展了风湿病的外治法。取川乌、草乌、乌梢蛇、生山栀、芍药经适当配伍，煎药外洗，熏蒸或制酒剂外擦，疗效很好。正如吴尚先在《理瀹骈文》中所说："外治之理，即内治之理，外治之药，即内治之药，所弃者法耳。医理药性无二，而法则神奇变换。"

总之，中医外治法从古至今，源远流长，特别是结合经络穴位对症应用，在治疗风湿类疾病中，收到了显著的疗效。至今此法已在我院各科室广泛应用，大大提高了疗效，缩短了疗程，达到了社会效益和经济效益双提高。正如毛主席说祖国医学是取之不尽，用之不竭的宝库，要努力继承并发扬之。

三、常用治法

1. 除湿通痹，当分兼挟

湿邪重着黏滞，中人着而不移，湿性属土，极易兼挟为患，多生变证，正如《诸病源候论·风湿痹·身体手足不随候》所说："风寒湿三气合而为痹，其三气时来，亦有偏多偏少。"

（1）风湿合邪当祛风除湿，通络消痹。

湿邪痹阻致卫阳不固，风邪乘虚而入，风湿合邪闭阻经络关节所致，正如《注解伤寒论·辨太阳病脉证并治》所指："风则伤卫，湿流关节，风湿相搏，两邪乱经。"虽主要治法在除湿祛风，而风善行数变，风气通于肝，风邪易伤肝，伤筋，故临证用药时注意：①注意益气扶脾，养肝，脾气健旺可祛湿，可养肝舒筋利关节，脾旺生血，所谓"血行风自灭"。②祛风类药药性刚燥，易耗泄正气，会加重病情，服药量不宜过大，以防化燥伤阴，中病即止。

（2）寒湿合邪，当升阳温经除湿通痹。

"正气存内，邪不可干"，通过多年临床观察发现，罹患风湿类疾病主要以内因为主，现代医学也认为风湿类疾病属于自体免疫性疾病。在临床观察中有大部分患者有脾胃虚弱的表现，脾胃虚弱，运化失常则生湿，脾胃气虚中阳不振而生寒。寒湿合邪，痹阻经络。肌肉四肢关节则冷痛，屈伸不利，因气虚可致阳虚，而阳虚者其气必虚，阳虚为气虚之甚，所谓补气升阳，正如《素问·刺志论》说"气虚者，寒也"，又说"谷盛气盛，谷虚气虚，此其常也"，可见脾胃之气的重要。临床用药应注意：①谨守病机，辅以助阳之药，助气化功能。②补气勿忘兼行气，以加强通痹之力。③温热之药易助火伤阴，不宜多用久用。

（3）湿热合邪，当除湿清热，宣通痹阻。

风湿类疾病病程迁延，是因湿邪为其主要致病因素，湿邪为有形之邪，其性重着黏滞，可壅滞于经络、肌腠、腔隙、关节之间，阻碍气机，日久不愈，易蕴而生热，湿与热合则更胶着，正如叶天士所说："热得湿而热愈炽，湿得热而湿愈横。"所谓除湿清热，主要还是着眼于湿，湿去则气机宣通，热无以伏。临床用药当注意。

薛生白指出："湿轻热重归阳明，热少湿多归太阴。"故：①湿轻热重者，主治胃与大肠，用药宜祛湿，芳香化浊，消积化滞，疏散郁热为主。②热少湿多者，主治脾与肺，用药当清热利湿，舒达阳气，助脾运化，助肺通调，则湿热自除。③热邪可耗阴津，而利湿过当，也会伤阴，故处方用药时要注意顾护阴津。④湿与热合则更为胶着，用药忌重、浊、沉、凝之品，宜清轻宣化，流动渗利关节之药。

（4）痰湿合邪当理脾化痰，疏通经络。

津液输化失常，水湿内停，蕴久生痰，痰浊湿邪流窜于经脉筋骨、肌肉、关节，阻遏气机致痹。正如《临证指南医案》指出："一切诸痰起初皆由湿而生。"故治法当以理脾化痰为主，临证用药应注意：①痰湿之邪均为有形之邪，易致血流不畅而成瘀，与痰湿互结为患，则出现痰、湿、瘀并见之顽痹，故用药时应酌加活血通络之药以防瘀邪生成。②痰湿合邪，乃因痹生痰，又因痰致痹，甚至成瘀，为一虚实互见之证，逐痰药多为行消之品，易伤正气，处方用药应攻补兼施，注意随证加减，正如林佩琴在《类证治裁》中指出："见痰休治痰者，以治病必探本，防重虚其胃气。"③痰湿之邪为重浊有形之邪，属阴，最易伤人阳气，故处方时注意加入振奋阳气之药以助运化而除痰湿，正如《金匮要略》卷四指出："病痰饮者，当以温药和之。"在此用"和"而不用"补"很有寓意。因此证型属虚实互见。《广瘟疫论》说："寒热并用谓之和，补泻合剂谓之和……"在祛除痰湿之邪的同时，要增强机体气化功能，调和五脏，攻补兼施。

2. 扶正祛邪，重视脾胃

健脾益胃，荣脉消痹。《素问·调经论》指出："人之所有者，血与气耳。"李东垣在《脾胃论》中说："心之神，真气之别名也，得血则生，血生则脉旺。"若心血亏损则经脉不充，四肢百骸失于濡养，则不荣致痹，日久则会内舍其合成心痹。李东垣在《脾胃论》中指出："脾禀气于胃而浇灌四旁，营养气血者也。"又说："善治斯疾者，惟在调和脾胃，使心无凝滞……则慧然如无病矣，盖胃中元气得舒伸故也。"脾胃之气助心气，使血液正常循环于经脉之中，四肢百骸得荣则痹消，临证中当注意：①气即为人体的各种生理功能，在逐邪外出，送达血液，营养人体四肢百骸中起主动作用，即补气为主。②血不能速生，而补血药大多甘润阴柔，易碍胃滞脾，恐助湿生痰，用药量不宜大，所谓"血虚者，补气而血自生"（《温病条辨》）。

3. 培土生金，升阳除痹

风湿类疾病病机，总因各种致病因素导致人体气机失常成痹。脾胃为人身气机升降之枢纽，肺为人一身气之所主，二者为母子关系，所以李东垣指出："脾胃虚则肺最受病，故因时而补，易为力也。"临证用药中注意：本法旨在助脾之运化，助肺气通调水道，故自有祛湿之力，祛风湿类药物易耗伤阴血，慎用之，若湿浊较重，只需用一二味宣肺醒脾之品佐之。

（1）《温病条辨》中说："肺经药多兼入阳明，阳明之药多兼入肺也。"故此治法中用药土金可兼顾，应注意用药不可太多，药味不可太杂以免使脾胃伤于药。

（2）随着脾肺气虚症状的改善，应逐渐加入养血之药，所谓血为气之母。

（3）湿滞中焦，若清阳一时难升则极易郁而化热，须慎之。

4. 培土扶木，荣筋通络利关节

气血因各种因素痹阻不通，致筋脉失养而四肢关节筋骨疼痛，屈伸不利也是风湿类疾病的主要病机及病证。肝为藏血之脏，《素问·六节藏象论》说"肝者，罢极之本，魂之居也，其华在爪，其充在筋，以生血气"，脾胃为气血生化之源；《素问·经脉别论》说："食气入胃，散精于肝，淫气于筋。"肝得脾养而能柔润宗筋，利关节，通痹阻，而脾得肝之疏利不壅滞而能行其运化之功，正如《成方便读》所说："肝必须水以涵之，土以培之。然后得遂其生长之息。"也正如《金匮要略》所说："肝之病，知肝传脾，当先实脾。"所谓木可侮土，亦可疏土。在临证处方用药中应注意，主在肝还是主在脾，孰轻孰重则证不同用药当有所区别：

（1）若脾气虚证重，脾虚失运，则会痹阻气机，当以健脾畅中为主，以防出现虚中夹实之患。

（2）若肝郁血虚证重，则以养血柔肝活血通络为主，且肝体阴而用阳，易化热，故养肝，舒肝的同时当注意疏散郁热。

5. 脾肾并治

风湿类疾病易反复发作，耗伤气血致病程迁延，日久精血暗耗，则出现肌肉失养而萎缩，四肢懈惰，骨质受损，关节变形，屈伸不利等中晚期病证。

肾藏精生髓，主骨，统一身之阳气，为先天之本，脾主四肢肌肉，摄运水谷精微向下，溢泻于肾不断补充肾精，为后天之本。肾精足，化生肾气，温煦脾土，以行通达四肢营养肌肉之职。脾气健运，化水谷精微，补养肾精，以行藏精壮骨之能，脾主消化，吸收输布水液，而水液的泌别清浊下输膀胱又赖肾的气化，二者相互为用，相互制约保持人体水液出入的平衡。

脾肾二脏在生理关系上极为密切，故治疗上，古人有"补脾不若补肾""补肾不若补脾"之说。《医宗金鉴·删补名医方论》也提出了"欲暖脾胃之阳，必先温命门之火""肾得气而土自生也"的经典论治方法。

风湿类疾病若出现肌肉萎缩，面唇不华，四肢怠惰，纳呆食滞，骨质受损，腰膝酸软，骨节蹉跎，疼痛僵直，关节变形，屈伸不利等证与脾肾二脏受损有最重要的关系，当脾肾兼治，在处方用药中当注意。

《素问·五藏生成》说："肾之合骨也，其荣发也，其主脾也。""主"即制约之意，也就是说脾土与肾水在五行的关系是相克关系，我个人认为在处方用药中重点注意二者水液代谢方面的关系，因在风湿类疾病中，病理产物、致病因素、痰瘀的形成是水湿代谢失衡的结果，所谓无湿则无痰，无痰则少瘀。在《景岳全书》中也指出："五脏之病，虽俱能生痰，然无不由乎脾肾，盖脾主湿，湿动则为痰，肾主水，水泛则为痰，故痰之化无不在脾，而痰之本无不在肾。"因此临证中，若土不克水，是脾虚为主因，致水湿泛滥，其治在脾，用药当健运脾气为君，实脾以堤水，鼓舞肾气为臣；若水反侮土，为肾病影响及脾胃，肾为胃之关，所谓关门不利，聚水为患，其治在肾，用药当温补肾气为君，益火消阴，健补脾胃为臣。

风湿类疾病出现脾肾共现之病证，一般多为中晚期，病情复杂，虚实互见，非朝夕可愈，故扶正宜调补，祛邪慎攻伐，用药宜少量，小量缓图，邪却六七，虚实兼顾。处方用药中须加入活血通络之药，以促进血行，通利血脉，使瘀去新生，此法也为治疗各证型风湿类疾病均应使用之法。培补脾肾时应注意，阴阳互根，补阳时佐以育阴以防温燥，补阴时佐以补阳以防凝滞，且要治养结合，注意饮食有节，起居有常，正如《寿亲养老新书》说："人若能知其食性，调而用之，则倍胜于药也。"

6. 重视脾胃功能，随证施治干燥综合征

干燥综合征是一种以泪腺、腮腺、颌下腺及外分泌腺受累的风湿类疾病，它最早最显著的临床表现是眼、鼻、咽、舌、口等五官干涩不适甚至少汗少泪，视物模糊，食道干涩，大便干结，齿燥早脱，祖国医学将之归属于"燥痹"范畴，认为"燥痹"以阴血亏虚，津枯液涸，筋脉关节、五官九窍以至五脏六腑失于濡养为主要病机。

《素问·阴阳应象大论》说："六经为川，肠胃为海，九窍为水注之气。"《素问·五机真藏论》也说："脾太过，则令人四肢不举，其不及，则令人九窍不通。"金元时期名医李东垣经长期临床实践总结出"饮食入胃，先行阳道而阳气升浮。浮者，阳气散满皮毛，升者，充盈头顶，则九窍通利""脾为血气阴阳之根蒂"。《脾胃论》认为九窍的功能正常与否，有赖于脾胃的充养，脾胃与九窍的关系是濡养与被濡养的关系，所以指出："胃气一虚，耳、目、口、鼻俱为之病。"《脾胃论》在对干燥综合征临床观察中发现，其外在表现正是属于九窍失濡的病证，因此在治疗时，首当重视脾胃。九窍是人体内脏相通于体表的孔窍，而脏腑的精气皆禀于脾胃，而分输各自所主之孔窍，九窍功能才得以正常发挥。正如李东垣指出的"九窍者，五脏主之，五脏皆得胃气，乃能通利"。故在处方用药时，根据各孔窍表现的主次，在调理脾胃为主的前提之下，应有所偏重：

（1）以目窍症状突出者，如双目干涩，如有异物，羞明畏光，少泪甚至无泪，视物模糊等。《素问·阴阳应象大论》指出："五脏六腑之精气皆注于目而为之精。"李东垣在《脾胃论》中说："夫五脏六腑之精气皆禀受于脾，上贯于目。""脾虚则五脏精气皆失所司，不能归明于目也。"（《兰室秘藏》）

《素问·金匮真言论》说:"肝开窍于目。"《素问·五脏生成论》指出:"肝受血而能视。"肝主藏血的功能,只有在脾胃功能正常的情况下才得以发挥。《灵枢·脉度》又指出:"肝气通于目,肝和则目能辨五色矣。"指出若肝气和顺条达,血脉畅通则目明。

《诸病源候论·目病诸候》记载:"目,肝之外候也,赴藏之精华,宗脉之所聚,上液之道……其液竭者,则目涩。"李东垣也认为:"脾者,诸阴之首也;目者,血脉之宗也。""目者,心之使;心者,神之舍也。"《脾胃论》指出:"目为宗脉所聚,心主血脉,而脾胃为气血生化之源。"

综上所述,治疗干燥综合征时,若目窍不利症状突出,在调理脾胃的主题下处方用药当注意:

兼有眩晕,视物昏花,筋肉拘急,脉有弦象等肝经症状者,当注意养肝血以濡养目窍,和肝气以祛瘀通经,同时既可舒畅脾运又可荣筋通痹,可谓一举多得。

兼有心悸失眠,面色不华,手心发热,脉象细等心经症状者,当注意养血安神通脉,且心与脾为母子关系,养心也有益脾之功。

(2)以鼻窍病证突出者,如鼻腔干燥起痂,甚至动则鼻衄,嗅觉下降,稍遇冷热刺激则通气不畅等。《素问·五脏别论》指出:"五气入鼻,藏于心肺,心肺有病,鼻为之不利也。"《难经·三十七难》也指出:"肺气通于鼻,鼻和则知香臭矣。"李东垣也说:"损伤脾胃,生发之气既弱,其营运之气不能上升,邪客空窍,故不利而不闻香臭也,宜养胃气使营运阳气,宗气上升鼻则通矣。"又说:"鼻乃肺之窍,此体也,其闻香臭者用也,心主五臭舍于鼻……鼻为心之所用。"(《脾胃论》)

总之,鼻为肺窍而职司呼吸,为肺所主,为心所用,而阳明之脉交于頞,循鼻旁,故脾胃化生之气血得以充养之而能发挥诸功能。

综上所述,治疗干燥综合征时,若鼻窍症状突出者,在调理脾胃的主题下处方用药当注意：

（1）兼有咽痒干咳或痰少黏稠不爽，痰中带有血丝，甚至音哑，毛皮干枯不润，面颊潮红，舌红少津，脉细等肺经症状者，在调理脾胃，培土生金的同时，当注意滋养肺阴，轻宣肺气，涵养鼻窍。

（2）兼有心悸五心烦热，失眠多梦，面色少华，舌有瘀点，脉细等心经症状者，为阴虚血虚互见之证，注意养血益阴，心脾双调，注意少加行血理气之品以防滋腻，同时也有通心脉作用。

（3）以咽喉、口、唇舌症状突出者，如唇口干燥，甚至起皮干裂，咽干声哑，讲话痛涩，频饮水而不解，味觉下降，食必饮水方可下咽，齿燥不坚，甚则剥落，舌红少津，甚至舌光无苔等。

咽喉、口、唇、齿、舌等既是呼吸饮食之道，又是心脾之外窍，为诸经络循环和交会之处，它们在解剖结构上相依相连，生理功能上缺一不可。

咽喉、口、唇、齿、舌的干燥症状是干燥综合征患者最早最突出最痛苦的症状，直接影响患者进食和食物的运化，临床当详察而治。

《诸病源候论》说："手少阴之经也，其气通于舌，足太阴脾之经，其气通于口……津液竭燥，故令口舌干焦也。"李东垣也说："足阳明胃之经也，其脉虚者，病苦唇口干。"

《灵枢·脉度》说："心气通于舌，心和则舌能知五味矣。"舌为心之外候，足太阴之脉起于足大指而入腹连于舌本。李东垣《东垣试效方》说："失齿者，肾之标，口者脾之窍，诸经多有会于口者，其牙齿是也。手足阳明之所过。"《医学入门》又说："齿龈宣露而动摇者，肾元虚也。"足少阴肾经循咽喉夹舌本。《诸病源候论》指出："咽喉者，脾胃之候，气所上下。"喉连气道合声门，与肺相通，行呼吸而发音，咽通食道，贯胃腑与胃脘相连，运水谷而化气血。

综上所述，口、唇、舌、齿、咽、喉的生理功能，主要与脾胃化生气血，濡养心肺肾，从而荣于其外窍密切相关，这些脏器一旦受病，则会循经脉反映于相应外窍，故在诊治干燥综合征时当注意：唇、口、咽干焦突出者为燥伤胃阴，当养脾益胃生津；舌红少津甚至舌干无苔者为燥邪伤心，乃阴虚重症，当注意同时滋养心血，心脾两调；龈干齿燥甚至缺状剥落，且兼有耳鸣听力下降者，为燥邪深入伤肾之重症，当注意同时添精补髓以坚齿，脾肾双治；喉干声哑，讲话痛涩者为燥邪伤肺，当注意益气养阴，清燥救肺，补土生金。

干燥综合征又称自身免疫性外分泌腺病，因外分泌腺的慢性炎症，致分泌减少，而致干燥性角膜炎，口腔干燥，甚至人体整个系统受累。早期不易被人重视而失去治疗的最佳时机，致内脏受累之重症，它归属于祖国医学"燥痹"范畴，在临床中我学习李东垣先生"脾胃虚则九窍不通论"深受启发，在诊治燥痹时，详细观察患者眼、鼻、口、唇、齿、咽喉及耳之外窍症状，以调理脾胃为中心，结合各外窍表现的主次，结合各外窍所合脏腑辨证施药，行之有效，同时早期治疗外窍症状也可有效地防止"内舍其合"。正如《灵枢·本脏》所说："视其外应，以知其内脏，则知所病矣。"

7. 分调三焦，治疗痛风

痛风是人体嘌呤代谢紊乱，致单尿酸钠结晶沉积在关节、软骨、滑囊、筋膜、皮下结缔组织甚至肾脏等组织中，导致急慢性炎症，而出现关节等组织的红、肿、热、痛反复发作，甚至导致尿路结石、肾衰，是一种与机体代谢异常有关的风湿病。

祖国医学对该病名早在金元时期就有记载，认为该病主要病机为人体阴阳失调致湿、痰、瘀等病理产物聚于体内，留滞经络，阻滞气机，郁而生热化火，耗伤人体致变证丛生。《灵枢·痈疽》对该病病机也有形象的比喻，如："天宿失度……地经失纪，水道流溢，草萱不成，五谷不殖，径路不通，民不往来巷聚邑居。"

痛风最早最显著的表现即肢体关节反复发作的红肿热痛如刀割，《素问·六元正纪大论》认为"火郁之发，民病疮疡痈肿"，

《素问·生气通天论》也有"膏粱之变,足生大丁"之说,就是说痛风是人体饮食起居失常,致气血运行不畅,湿、痰、瘀代谢产物聚于体内,流注于关节肌肉,郁积生热化火成痛,现代医学也认为痛风的病因与人体外源性摄取增多,饮食中蛋白质含量过高有关,因此对痛风的治疗,当以疏理气机,通调内外,恢复人体气血津液的正常运行为目的。

《中藏经》说:"三焦者,人之三元之气也,三焦通,则内外左右上下皆通也,其于周身灌体和内调外,营左养右,导上宣下,莫大于此。"《难经·六十六难》指出:"三焦者,宗气难之别使也……五脏六腑之有病者,皆取其原也。"《难经·三十一难》指出:"三焦者,水谷之道路,气之所终始也。"三焦,为人体六腑之一,分属胸腹,总司人体气化活动,主水谷的消化、吸收,精气的转化输布以及排泄,主人体代谢,正如《诸病源候论·虚劳三焦不调候》说:"三焦之气,主焦熟水谷,分别清浊,若不调平则生诸病。"对痛风此一代谢性疾病当从调理三焦治疗。

(1)《灵枢·决气》指出:"上焦开发,宣五谷味,熏肤充身,泽毛,若雾露之溉,是谓气。"若湿浊阻于上焦,则其布散水谷津气失职,会出现关节局部症状,并伴有胸膈闷瞀,多汗,身热,口渴,甚至喘满,苔黄脉数等症,当宣泄气机以达于肺,气化则湿浊亦化。

(2)《灵枢·营卫生会》说:"中焦亦并胃中,出上焦之后,此所受气者,泌糟粕,蒸津液,化其精微,上注于肺脉,乃化而为血,以奉生身,莫贵于此。"中焦如沤,主腐熟水谷,化生气血,若湿浊阻于中焦,内伤脾胃,则会出现消化吸收输布水谷精微功能的失常表现,如脘腹疼痞,肢体沉困,身热不扬,多汗,口气不爽,舌苔黄腻,脉滑数等症状,甚至会出现"清气在阴"(清阳之气陷于下焦阴位),"浊气在阳"(浊阴之气逆于上焦阳位),致三焦升降失司,治法当清化湿浊,醒脾和胃,中焦气机通畅则升降功能自然恢复。

（3）《灵枢·营卫生会》说："下焦者，别回肠，注于膀胱，而渗入焉。故水谷者，常并居于胃中，成糟粕而俱下于大肠，而成下焦，渗而俱下，济泌别汁，循下焦而渗入膀胱焉。"《难经·三十一难》指出："下焦者，当膀胱上口，主分别清浊，主出而不内，以传导也。"若湿浊阻于下焦则传导失常出现大便不通或便溏不爽，泌别失职则出现小便不畅，湿浊郁久生热化火，煎灼尿液久积成石而致石淋，甚至成关格。治法当清化湿浊，疏利下焦，使湿浊从二便出。

总之，痛风以人体升降失常代谢紊乱，湿浊痰瘀聚而不出为主要病机，涉及人体非一脏一腑，张景岳说："于十二脏之中，惟三焦独大，诸脏无与匹者。故名孤之腑。"在临证用药中据出现的主证，分消三焦。祛除痰湿为最终目的。

四、药伤脾胃，分而治之

风湿病是一类顽固的慢性疾病，病理属性复杂，反复发作，缠绵难愈，正如《玉机微义·痹证门》所说："痹，感风寒湿之气则阴受之，为病多重痛沉重，患者易得难去。"而对于风湿病的治疗至今缺乏特效药物，改善病情类药物起效慢，且需长期服药，改善症状类药物毒副反应大，患者不易耐受，而相当一部分患者求愈心切，不能规范用药而杂药乱投，引起诸多不良反应致旧病未已，新病又添，继续痛苦，也给继续用药造成困难。我认为杂药乱投，首伤脾胃，那么继续治疗时首应调理脾胃为主，辨证分治。

1. 糖皮质激素依赖综合征

糖皮质激素的抗炎疗效早在 1950 年就得到证实，因其显著的短期疗效至今仍为治疗风湿类疾病的重要组成部分，但是长期超生理剂量的糖皮质激素类药物的应用产生破坏性的副作用，却是不容忽视的。据我们临床观察，目前风湿病患者服用糖皮质激素类药物的甚多，但相当一部分不能规范使用，因而出现了糖皮质激素依赖综合征，如低热不退，颜面潮红，乏力多汗，怠惰嗜卧，心烦不寐，心情抑郁，食欲不振，舌淡体胖，苔白腻，脉虚，更重要的是风湿病的各种炎症表现加重，且病情反复发作。

《灵枢·邪气脏腑病形》说："面热者，足阳明病。"李东垣《脾胃论》也说："胃病则气短，精神少而生大热，有时而显火上行，独燎其面。"所以患者出现颜面潮红的症状。脾胃受伤，生化不足致血虚，血虚气无所附而虚阳独亢，故有低热不退。又正如《内外伤辨惑论》所说："脾胃气虚，不能升浮，为阴火伤其生发之气，荣血大亏，荣气不营，阴火炽盛，是血中伏火日渐煎熬，血气日减心包与心主血，血减则心无所养，致使心乱而烦。"故患者心烦不寐。脾胃内伤，运化失职，致土壅木郁则患者心情抑郁，食欲不振；脾胃受伤尚且不能正常运化饮食，更谈不上服药起效，那么风湿病的各种炎症表现就会加重。

综上糖皮质激素依赖综合征的一系列表现，实属患者本就正气不足，又以药伤脾胃，致人体气机升降失常，荣血大亏为其主要病机，而药理学也指出，消化道溃疡是糖皮质激素类药最常见的副作用之一，所以在临证治疗时，以补气升阳，甘温除热为基本治则，随证调理，使"脾胃清阳自立，中原砥定"。

2. 非甾体抗炎药伤脾胃

非甾体抗炎药是一大类不含激素而具有抗炎解热镇痛作用的药物，虽然它并不能消除风湿病致炎的基本原因，不能阻止病损的继续发展，但因其能较迅速地缓解炎性症状从而改善某些肌肉骨骼关节功能，始终是治疗风湿病的常用药物。几乎所有风湿病的患者，都较长时间服用过此类药，但此类药物有许多潜在的临床毒性，不容忽视，我们临床观察到，最常见的是对胃肠系统的刺激和组织损害，如胃痛隐隐，喜温喜按，脘腹满闷，时作时止，泛吐清水或嗳气泛酸，食欲不振，大便不实，四肢不温，重者会有呕血便血。

风湿类疾病的发生与人体水湿代谢密切相关，而胃主受纳腐熟水液和谷食，脾主运化水谷精气，二者一升一降互为表里，在人体的水谷代谢中承担最重要的功能，患者久服或多服最易损伤脾胃的非甾体抗炎药，致脾胃受伤而中阳不振，运化迟缓，故胃疼而喜温喜按，满闷时作，升降失常则水湿内停，聚而生痰则泛吐清水，胃纳脾运失常则食欲不振，大便失常，四肢不温，病久失治，胃络失养，气不摄血则会出现呕血便血。《景岳全书》指出："脾胃受伤，则水反为湿，谷反为滞，精华之气不能输化。"《金匮要略》指出："腹满时减，复如故，此为寒，当与温药。"李东垣也指出："吐酸者……以辛热疗之必减。"《医学薪传》指出："夫通则不痛，理也……虚者助之使通，寒者温之使通。"故临证治疗时当以温中补虚和胃缓急为主要治则。

3. 配伍失当，药伤脾胃

（1）辛燥伤胃阴。

风湿病患者几乎均有畏风怕寒，肌肉关节冷痛沉重的主证，正如《医学从众录·风痹痿》所说："痹则阴受之，虽行痹属风，痛痹属寒，着痹属湿，而三气之合，自当以寒湿为主。"故临证处方用药中常多有辛温香燥之药，很多患者不愿反复就医，常守一方不变或看用药说明，而自行购药长期服用，殊不知此类药性升散，多用久服耗伤阴血，反而加重病情又出现如胃疼隐隐，食后脘痞，口干舌燥，舌红少苔，不欲食，大便干结，小便短少等症。

正气不足是风湿类疾病的根本病因，正如《类证治裁·痹证》中所说："诸痹良由营卫先虚，腠理不密，风寒湿乘虚内袭，正气为邪气所阻，不能宣行，因而留滞。气血凝涩，久而成痹。"李东垣《脾胃论》认为："胃为卫之本，脾乃营之源。"可见脾胃虚在风湿类疾病的发生发展中是很重要的因素。

胃为多气多血之腑，本性喜润恶燥，过用辛温香燥之药首先耗伤胃阴，津不足则口干舌燥，舌红少苔，胃失和降则隐痛脘痞，纳差食少。阴虚生内热、伤津，则小便短少，肠道失润则大便干结，原有痹阻不通，又加阴伤津亏，处方用药当需注意以益气和中，养胃生津为主，佐以舒经活络通痹。

（2）滋腻伤脾阳。

风湿类疾病的主要病因在筋骨关节，故肝肾亏损是风湿类多种疾病后期的主要病机，正如《素问·痹论》指出"病久而不去者，内舍其合也"，因而出现筋肉萎缩，关节僵硬，活动受限等一系列尪羸之象。《素问·阴阳应象大论》指出"形不足者温之以气，精不足者，补之以味"，因此在处方用药中多以滋补肝肾为主，亦即养血滋阴，填精益髓之类药物。很多患者也自行服用滋补食物和药物，但此类药物大多气味俱厚，性多黏腻，难以运化，有壅塞中气，滞脾碍胃之弊，因而助湿易伤脾阳。而风湿病患者在漫长的疾病过程中，同时也伴随着漫长的服药过程，因而脾胃失健者，十有八九会出现口中黏腻不爽，不思饮食，勉强进食则脘痞腹胀，大便不实等虚不受补之证，反而更加重了病情，因此临证用药注意脾胃功能，填补必先理气，使补而不滞，无论用药或饮食要"谨和五味，骨正筋柔，气血以流，腠理以密"。（《素问·生气通天论》）

总之，药能治病，也能致病，无论治病或是致病，首当脾胃，若脾胃失健仍勉为服药，则药物水谷停滞中焦，反而聚湿生痰，故治疗风湿类疾病一定要顾护脾胃，若出现药伤脾胃之证，当随证立法，随证施药。若脾胃一败，百药难施。正如《素问·太阴阳明论》所说："脾病四肢不能禀水谷气，日以衰，脉道不利，筋骨肌肉皆无气以生。"李东垣也指出："盖脾已伤，又以药伤，使营运之气减消，食愈难消。"

五、常用方剂及随证加减

1. 除湿通痹当分兼挟

（1）风湿合邪——祛风除湿通痹止痛。

羌活胜湿汤：羌活、独活、藁本、防风、川芎、蔓荆子、甘草等。

体会：此方出于《内外伤辨惑论》中，常用它治疗痹证初起，风湿合邪，病一般较轻浅，患者以头、颈、肩背疼痛且有沉重感为主证，舌苔白薄腻，脉濡。正如李东垣所说："肩背疼不可回顾……身重腰沉沉然。"

方中以羌活、独活祛风除湿利关节；藁本、防风、蔓荆子疏肌表以散邪，止痛；佐以川芎活血，祛风止痛；蔓荆子祛风善治头痛，与羌活、藁本、川芎同用，止痛作用尤为显著；甘草和中气调诸药。临证用药时注意，服药后避风寒，以免重感外邪。随证加入葛根，此药可解肌开腠理，同时又有鼓舞胃气上行，升阳生津之功，以防出汗伤阴，也可加入鸡血藤、木瓜、当归等养血舒筋，补而不滞之药，既可止痛祛风又可缓和方中诸药辛燥之性。

（2）寒湿合邪——温经通络，升阳除湿。

舒经汤：羌活、姜黄、海桐皮、白术、当归、赤芍、甘草。

体会：此方出自《普济方》中，适用于寒湿合邪致痹，主证为肢体关节冷痛、沉重、屈伸不利，得热痛减，遇寒痛剧，舌苔白腻，脉弦紧。

方中姜黄、羌活、海桐皮合用，气雄而散，可温经散寒，除湿通络；白术、甘草升阳和中，健脾除湿；当归、赤芍养血而兼通顺血脉。

风湿类疾病病程长，要重视兼顾脾胃，该方组方温和，温中散寒祛外湿，升阳和中除内湿，组方温和祛邪而不伤正。

若寒邪偏重可加桂枝、威灵仙、五加皮等温经散寒药；湿邪偏重可加入茯苓、苍术等健脾祛湿药；尚可酌加黄芪、太子参等补气药以助升阳除湿。

（3）湿热合邪——除湿清热，宣通痹阻。

当归拈痛汤：羌活、茵陈、白术、苍术、升麻、葛根、防风、猪苓、泽泻、黄芩、苦参、知母、人参、当归、炙甘草。

体会：此方出自李东垣《内外伤辨惑论》中，适用于湿热合邪致痹，主证为肢节烦痛，沉重，甚至关节肌肉红、肿、灼热、疼不可忍，伴口气不爽，渴不欲饮，舌苔腻，脉滑数，全方合清化湿热。黄芩、茵陈、知母、苦参苦辛渗利以祛湿邪，猪苓、泽泻利水渗湿；羌活、防风、升麻、苍术祛风散湿；人参、炙甘草、白术、葛根、当归于一方之中，补中升阳除湿；使湿邪不能停则热邪无以伏，养血益阴以扶正，防耗伤津液，祛邪兼以扶正。

我临证用药时一般暂去人参，因不利于祛除湿热之邪，且价格较贵，而方中白术、炙甘草也有补中益气之功。若热重湿轻者，以药性轻灵芳香化浊的佩兰、藿香代苦参、苍术、猪苓以防伤阴，同时也有利于疏散郁热；若湿重热轻者当以具有健脾运湿之功的防己、薏苡仁、茯苓、灯心草等代知母、黄芩以防伤阳；若有伤阴之证则去苦参、泽泻、苍术，加大葛根用量以升阳生津。

（4）痰湿合邪——理脾化痰，疏通经络。

平陈通痹汤：苍术、陈皮、厚朴、茯苓、半夏、甘草、白术、鸡血藤。

体会：此方由二陈汤合平胃散加白术、鸡血藤组成，适用于湿邪痰浊，流注经脉、关节、筋骨，阻遏气机致痹。主证为肢体疼痛，困重麻木，屈伸不利，有的关节周围出现大小不一的皮下结节，皮肤少泽伴食少腹胀，口腻纳呆或脘闷多痰，大便溏薄，舌苔白腻，脉滑。

痰湿合邪致痹，根源在脾胃运化不及，湿停生痰，故以二陈汤化痰，平胃散燥湿，是祛湿化痰通治之方，白术为补脾除湿第一要药，合甘草补益脾胃之气，于攻中寓补，临证尚可加入黄芪、党参、茯苓等以防"重虚其气"。痰湿内阻，血流不畅，易滞而为瘀，故加鸡血藤以补血行血，舒筋活络尚可加入川芎、丹参、赤芍、川牛膝等，活血祛瘀通痹之药。

2. 扶正祛邪，重视脾胃

（1）营卫不和——健脾益胃，荣脉消痹。

黄芪桂枝五物汤：黄芪、桂枝、芍药、生姜、大枣。

体会：此方出自《金匮要略》，适用于营卫不和，不荣致痹，主证为关节疼痛，四肢乏力，肌肤麻木，自汗恶风，面黄少华，甚至动则心悸，舌淡苔白，脉浮缓。

营卫不和致痹，根源在脾胃气虚，生化不运，致营卫俱虚，腠理疏松，易感外邪致痹。方中黄芪、大枣健脾益气，荣营助卫；桂枝、芍药通脉温阳，益阴敛营，一散一收，相辅相成；生姜温胃和中。若肢体麻木重可加防风，疼重加鸡血藤，虚汗多可加浮小麦；若心悸眠差，乏力证重者，则以炙黄芪易生黄芪加茯苓、丹参、夜交藤等益心气通心脉之药以防内舍其合。

（2）气血双虚——培土生金，升阳除痹。

双和散：白芍、黄芪、炙甘草、熟地、川芎、当归、官桂、大枣、生姜。

体会：此方出自《内外伤辨惑论》中，适用于气血双虚之虚痹，主证为关节肌肉疼痛，麻木，活动加重，自汗怕冷，易感外邪，病久则肌肉萎缩，关节变形甚至出现心悸头晕，喘促气迫，舌质淡紫，脉虚细。

此证型多见于肢体虚弱之人，因风寒湿邪乘虚而入，痹阻经络关节而发痹证，或中晚期风湿病，患者病情复杂，虚实互见，且多虚不受补，用药当仔细斟酌。

肺主一身之气，脾胃为气血生化之源，脾与肺为相生关系，培土生金法为补益气血常用之法。双和散中黄芪、炙甘草、大枣，补益脾胃之气，助肺气；熟地合当归补血而不滞；川芎活血止痛；阳虚者，其气必虚，以官桂温运阳气，宣导诸药，鼓舞气血生长，通达四肢百骸；白芍养血敛阴尚可制官桂之燥烈；生姜温中和胃。全方补而不滞，温而不燥，正如李东垣所说："虚劳气乏者，以此调治，不热不冷，温而有补。"

临证处方时黄芪量宜大，用量 20～40g，因气无形，可聚生，血有形而难速生，所谓"血虚者补气而血自生"，且补气药药性灵动，均兼有通调血脉，流行经络之功，有利于疏通痹阻。若肌肉萎缩，可加入枸杞、阿胶、鸡血藤等养血生肌之药；若关节畸形，则可加入补肾壮骨之桑寄生、杜仲、鹿衔草等药；若出现喘促气迫，短气乏力则应加入人参、党参、蛤蚧、虫草等大补肺气，配以五味子敛脾，防内舍其合致肺痹。

（3）肝脾失和——培土扶木，荣筋通络。

逍遥散：柴胡、当归、茯苓、白芍、白术、甘草、煨姜、薄荷。

体会：此方出自《太平惠民和剂局方》，适用于肝脾失和，土壅木郁，化源不足，肝失所养致痹。主证为关节抽掣疼痛，屈伸不利，活动受限，重则肌肉瘦削，关节挛缩，伴两肋作痛，神疲食少，咽干目眩，夜卧易惊，脉弦涩，舌淡紫，苔白或腻。

脾和肝为运化与疏泄的关系，脾主运化水谷，散精于肝，荣养宗筋，束骨利关节，肝主疏利，调畅脾胃祛湿化浊，二者相互为用。逍遥散中白术、茯苓、甘草健脾益气以培其本，所谓"见肝之病，当先实脾"（《金匮要略》）；柴胡、薄荷疏肝理脾解郁；当归辛香为脾所喜，能透中焦营气之中，且性温能散，甘润可缓，散之缓之，肝性所喜；合白芍养血敛阴，煨姜温胃和中，肝脾协调则宗筋得舒，痹阻得消。临证用药当注意，在肝，在脾，孰轻孰重，要灵活选药。如脾虚证重，则易生湿浊，患者怠惰好卧，加党参、白扁豆、佛手、木瓜以加强健脾祛湿；若肝郁证重，则以致瘀血，患者关节及肋下刺痛，且易化火，则加郁金、姜黄、秦艽、络石藤、鸡血藤等；若出现胸肋胀痛，筋脉拘急，卧而易惊，应防内舍其合致肝痹。

（4）脾肾并病。

《灵枢·本神》指出"脾气虚则四肢不用，五脏不安"，"肾气虚则厥……五脏不安"，为后世医家重视脾肾提供了理论依据。在风湿类疾病中，若出现脾肾并病之证，一般为比较严重的中晚期，主证为畏寒肢冷，肌肉麻木萎缩，四肢怠惰或腰膝酸软，骨节蹉跎，脘胀纳呆，大便溏薄，舌淡苔白，脉沉细，治疗当脾肾并治，处方用药当注意：

脾病偏重，是土不治水，则出现水湿内停之重证，除纳呆便溏外，还会出现双下肢沉重，甚至浮肿如泥，当实脾兼壮肾。

实脾饮：白术、茯苓、干姜、生姜、制附子、草果仁、大腹皮、厚朴、木香、木瓜、大枣、甘草。

体会：此方出自《重订严氏济生方》，是扶脾益肾蠲痹的重要方剂。方中白术、甘草、大枣、茯苓健脾；制附子、干姜扶阳抑阴；大腹皮、厚朴、木香、草果仁辛香行气使湿从气化；生姜和中；木瓜酸温醒脾化湿，并可敛津护阴，舒筋止痛。

脾肾并病之风湿病为重证，毕竟以气血不足为本，病性复杂，虚实互见，无法速取，只可缓图。故临证中姜、附量不宜大。大腹皮、厚朴、木香、草果仁应随证选用一二，以免伤阴，尚可加入黄芪、人参等温补元气以行水祛湿，也可随证加入姜黄、羌活、独活等止痛效果好之祛风湿类药。

肾病偏重，是水反侮土。肾为胃关，关门不利，会出现毛发枯萎，骨重难举，踝肿如脱，小便自遗，甚至喘急不定等，当温肾补脾。

右归饮：熟地、山药、山茱萸、枸杞子、炙甘草、杜仲、肉桂、制附子。

体会：此方出自《景岳全书》，方中熟地、山药、山茱萸、枸杞培补肾精，肉桂、制附子温养肾阳，杜仲强筋壮骨，炙甘草补脾和中。

腰痛重者，加桑寄生、川断、牛膝、菟丝子等益肾强腰之药；若兼有胃胀吞酸者，可加煨姜；若气短声微，可加入人参、黄芪以助炙甘草补气和中。

痹者不通之义，不通则痛，用药中均加入通利血脉之药，如鸡血藤、丹参、郁金、红花、桃仁等。

脾肾并病属较严重的风湿病证型，当警惕"内舍其合"发生脾痹或肾痹。

(5) 肝肾亏损。

肝肾亏损也是风湿类疾病常见之证型，肾藏精主骨，肝在体主筋，肝肾同源，相互资生，总司人体筋骨关节的活动。若肝肾亏损，筋骨关节脉络失养，风寒湿邪乘虚而入则会出现肌肉关节疼痛或麻木不仁，筋脉拘急，屈伸不利，腰膝酸软无力，骨损足弱，关节变形，舌淡，脉细弱，当补益肝肾，祛风除湿治之。

独活寄生汤：独活、桑寄生、杜仲、牛膝、秦艽、茯苓、细辛、肉桂、防风、川芎、人参、甘草、当归、芍药、地黄。

体会：此方出自《备急千金要方》中，专为肝肾虚而三气乘虚袭人而设。方中以熟地、牛膝、杜仲、桑寄生补益肝肾，强筋壮骨；当归、白芍、川芎养血活血止痛；以独活、细辛、肉桂入肾祛深伏骨节之邪；更重要的是有人参、茯苓、甘草补益脾胃，促气血生化以养肝肾。

若阴虚偏重者，出现五心烦热，关节疼烦，咽干口燥等虚热之象，则以生地易熟地，以元参易人参，赤芍易白芍，去细辛、肉桂，加丹皮、丹参等，秦艽的用量适当加大到15g左右。

若寒湿偏重，出现关节肌肉冷痛，昼轻夜重，口淡不渴或面浮肢肿，小便频数等证，则加入淫羊藿、木瓜、防己、伸筋草等，加大茯苓的用量至15~20g以健脾祛湿。

3. 燥邪致痹

因阴津亏损，气血亏虚，运行涩滞，使肢体筋脉失养，以致损害五脏六腑致痹，谓之燥痹，以五脏六腑以及所主外窍特有的阴津匮乏的表现为临床特征。

（1）燥伤气分。

燥痹初起，损伤经络，络脉痹阻。故主证为肌肉关节隐隐作痛，不红，不肿，体表燥热，眼鼻干燥，咽干口渴，干咳少痰，皮肤干痒，舌苔薄少津，脉细数。燥邪初起肺先受病，而胃气者，肺之母气也，自然致胃阴受伤，故当以滋养肺胃，生津润燥以治之。

基础处方：沙参麦冬汤：沙参、玉竹、麦冬、冬桑叶、花粉、生扁豆、生甘草。

体会：此方出自《温病条辨》中，沙参、桑叶疏养肺经，玉竹、麦冬、花粉养胃生津，生扁豆、生甘草补益中气，健脾胃，还可防诸滋阴药碍胃，尚可随证加菊花、葛根、赤芍等。

（2）精血虚损。

精血亏则燥生，五脏失养，化源日涸，临证可见双目干涩，口舌干燥，鼻干少涕，咽干声哑，肌肤枯槁，食少便干，筋脉挛急，关节疼痛，五心烦热，少寐易惊，发脱，烦躁等证，脉细涩，舌红少津。当清疏兼施，五脏并补。

石斛夜光丸：天冬、麦冬、生地、熟地、人参、茯苓、山药、枸杞子、牛膝、石斛、草决明、杏仁、五味子、菊花、菟丝子、羚羊角、肉苁蓉、防风、炙甘草、沙苑蒺藜、黄连、枳壳（炒）、白芍、青葙子、犀牛角。

体会：此方出自《瑞竹堂经验方》。方中生熟地、枸杞子、牛膝补肾益精；天冬、麦冬、石斛养心益胃；菟丝子、肉苁蓉、蒺藜甘温而润，培补精血于阳中求阴；人参、山药、茯苓、甘草补脾益肺；黄连、草决明、青葙子、犀角、羚羊角清肝潜阳；川芎、防风、菊花养肝疏风；杏仁、枳壳宣肺理气，制诸药之滋腻；五味子敛精益阴。

此方为眼科常用方剂，但实为一五脏并补，补泄同施，标本兼顾，补虚治本之方。而燥痹以阴血亏损，津枯液涸为主要病机，不同于一般阴虚之证，而双目干涩也为其主证而贯穿始终，治疗时必须从调补脏腑入手。此方补敛清疏兼施，实为治燥痹良方，临证用药当注意。

此方组成较庞杂，煎剂当据阴虚与虚热之轻重而酌情增减，犀角与羚羊角已禁用，若烦热伴筋肉挛急者，方中蒺藜以石决明代之。若无烦热之证，且不思饮食则当把生地、熟地、天门冬、麦门冬、枸杞子等较滋腻药适当减去或减量，中气虚损不重可去人参等。

燥痹患者阴血衰少，则运行涩滞，故瘀血常贯穿始终，这也是燥痹患者肌肉关节疼痛且缠绵难愈的原因之一，此方活血通络之力不足，故当以随证加药性较平和之活血通络止痛药，如丹参、赤芍、丝瓜络、鸡血藤、益母草、桃仁、络石藤等。

《素问·五常政大论》指出："太阴在泉，燥毒不生。"应注意顾护患者脾胃功能，用药量不宜大，且燥痹也难期速效，须缓图之。服药时最好少量多次服用。注意饮食调理，大便干结者选用麻子仁、柏子仁、桃仁。

燥痹患者九窍失濡是其最早最显著的表现之一，李东垣也指出"九窍者，五脏主之"。在临证中根据各窍表现灵活加减药味或用量，如双目干涩发红，选用桑叶清肝疏风热；若以鼻干证重可选用芦根、沙参，尚可用茅根清肺胃热而生津；若口唇干重则加沙参，重用石斛，尚可选荷叶止渴生津又可升提胃气；舌干证重则选用赤芍、丹参、白茅根以清心火养心阴；喉干齿燥者选阿胶、鹿角胶等益精补肾之药。

4. 痛风——分调三焦，宣畅气机

三仁汤：杏仁、滑石、白通草、白蔻仁、竹叶、厚朴、生薏苡仁、半夏。

体会：此方出自《温病条辨》，适用于脾胃内伤或饮食不节，水谷运化不及，致痰浊内生，伏郁化热，湿浊痰瘀阻滞三焦，流注关节、肌肉、骨骼而发痛风。主证为单关节或多关节不对称发作红肿热痛，昼轻夜重伴肢体沉困，脘闷腹胀，时有寒热，尿黄，口气不爽，反复发作日久不愈则关节肿大，屈伸不利，皮下结节如石，脉弦滑，舌苔厚腻。

方中杏仁入肺经，降而兼散，宣通上焦又可润肠通便去浊；白蔻仁气味芳香入肺脾胃经，和胃化浊，宣畅中焦；生薏苡仁渗湿健脾，疏导下焦，尚可除痹，缓关节筋急拘挛，不可屈伸；半夏、厚朴散满除痞；滑石、通草、竹叶清利下焦，排除湿热浊瘀。全方宣上，畅中，渗下，使湿浊痰瘀从三焦分消，邪去而正不伤。

若痛剧肿重则加忍冬藤、络石藤、赤芍、丹参、桑枝、牛膝等清热通络止痛；若小便短赤加白茅根、生甘草；若口中黏腻不爽加蚕沙、郁金；浊瘀久稽关节，硬结成石，则加牡蛎、贝母、桃仁、红花等祛瘀散结；若病久浊瘀侵蚀关节，内损肝肾则加桑寄生、杜仲、川断之类壮肾强腰。

5. 糖皮质激素依赖综合征——药伤脾胃

脾虚发热：补中益气，甘温除热。

补中益气汤：黄芪、炙甘草、人参、升麻、柴胡、橘皮、当归身、白术。

体会：此方出自《内外伤辨惑论》，为补气升阳，甘温除热的代表方。我通过多年临床观察，风湿类疾病患者因用药致糖皮质激素依赖综合征的临床表现，与李东垣先生在《脾胃论》及《内外伤辨惑论》中所描述的该方主治相吻合，如"胃病则气短，精神少而生大热，有时而显火上行，独燎其面""怠惰嗜卧，气弱自汗""气高而喘，身热而烦""其皮肤不任风寒而生寒热"。其病机正如《素问·调经论》所指出："谷气不盛，上焦不行，下脘不通，胃气热，热气熏胸中，故内热。"

方中黄芪、人参、炙甘草共补肺气，司腠理止虚汗，益心血祛虚火，共合白术，健脾除湿散热。正如李东垣所说"除烦热湿热之圣药也"，当归和血脉，通痹止痛，橘皮理气，升麻、柴胡可引脾气上升，尚可加强黄芪补气之功。

若颜面潮热重加牡蛎、牛膝、忍冬藤等；若汗多兼口、咽、眼干，去人参加洋参、沙参，尚可选用浮小麦、五味子等；若关节肢体疼加重，去升麻、柴胡选加羌活、独活、防风、姜黄等；若发热心烦重加丹参、赤芍、秦艽等；四肢关节拘挛疼痛加白芍、薏苡仁、鸡血藤；心情抑郁，食欲不振加荷叶、麦芽、白扁豆等。注意升麻、柴胡二药量应轻，随证二选一，以防重虚其气。经多年用此方随证加减，治疗风湿类疾病患者因用药导致糖皮质激素依赖综合征可有效撤减激素，疗效满意。

六、用药体会

1. 引经药的应用

风湿类疾病临床表现主要以肢体关节疼痛肿胀、重着、麻木、变形、僵直、活动受限为特征，病位多在四肢，药力难直达病所而起效慢，且同一痹病，累及病位不一，因此，使药力直达病所，选择性地迅速发挥作用，以助疏散病邪，通痹止痛，就很重要。正如徐灵胎所说："不知经络而用药。其失也泛，必无捷效。"故在诊治风湿类疾病时，在针对病因辨证诊治的前提下，引经药的选用至关重要，随归经不同，各药都有其善走的经脉与部位。如颈背部疼重者加羌活、葛根，《素问·至真要大论》说"诸痉项强，皆属于湿"，葛根入脾胃经，升阳除湿，羌活走太阳行于背；腰脊痛重，因督脉行于脊内，归肾，加桑寄生、狗骨、川断、杜仲等入肾经药；肩及上肢疼痛重加桑枝、桂枝、片姜黄、秦艽、羌活、威灵仙等入足太阳经手太阴经之药；下肢痛重加牛膝、川断、木瓜、独活、防己、蚕沙、萆薢等入足三阴经之药。

《本草汇言》说："凡藤、蔓之属，皆可通经入络。"《本草纲目》也说："藤类药物以其轻灵，易通利关节而达四肢。"故临床用药时也据证加入鸡血藤、青风藤、忍冬藤、天仙藤、络石藤、丝瓜藤、桂枝、桑枝、首乌藤、海风藤、钩藤等药物，以加强通经络利关节之功。

2. 峻烈药的应用

风湿类疾病为慢性进行性之顽疾，疾病既久，则生瘀结痰，在治疗时非峻烈之药不能攻之，此类药攻邪效力大，可起沉疴，愈顽疾，但药性霸道，克伐正气，如附子、川乌、青风藤、雷公藤、草乌等，用药时注意配伍。正如徐灵胎所说："峻厉之药而以常药和之。"以及配伍禁忌，煎药方法，服药时间，用量都要有一定分寸，由小到大逐渐加量，中病即止，只可暂不可常，正如《素问·五常政大论》指出："病有久新，方有大小，有毒无毒，固宜常制矣。"最重要的是服药期间注意饮食调理，病情稳定后注意补益正气，调和五脏，正如《素问·脏气法时论》所说："毒药攻邪，五谷为养，五果为助，五畜为益，五菜为充，气味合而服之，以补益精气。"

3. 对药的应用

风湿类疾病，病程长，变证多，常出现寒热错杂，虚实互见，气机失常之复杂证候，临证中常用对药适当配伍，以尽量全面处治病情。

（1）增强药效。

黄芪、党参合用鼓舞清阳，振奋气机；黄芪、白术合用增强补益脾胃之气；山药、扁豆合用健脾化湿和中；杜仲、续断合用补肝肾健骨强筋；菟丝子、狗脊合用益阴固阳、补肝肾、强腰膝、燥润互补；白术、苍术合用补脾运脾结合，为祛湿健脾专用；生地黄、熟地黄合用滋补阴血，清虚热兼备，燥痹不可缺；天冬、麦冬合用滋阴润燥兼清虚热除烦；石斛、玉竹合用滋阴除虚热，兼明目、强腰膝，燥痹常用；桑寄生、狗脊合用祛风湿、益肝肾、强腰膝；独活、羌活合用祛风湿利关节，通达上下；茅根、芦根合用，一入气分一入血分，养阴而透发郁热；当归、熟地合用增强养血之功而无凝滞之弊；葛根、秦艽合用均入阳明经，清热除风湿解酒毒，痛风常用；乳香、没药合用增强理气散瘀止痛之功；黄芪、浮小麦合用增强补气固表之功，表虚自汗不可少；鸡血藤、夜交藤同入肝经，补血滋肝、祛风舒筋，血虚之痹尤其夜间疼重者用之；芍药、甘草均有柔肝缓急之功，合用缓急舒筋止痛之力更强。

（2）相反相成。

附子、白芍合用，一热一寒，一散一收，补阳敛阴；桂枝、白芍合用，一散一收，和营通痹必用；细辛、木通一温一寒均善通利关节，合用则寒而不滞，温而不燥，雷诺氏综合征必佐用之；熟地、砂仁合用补中有疏，使补而不腻；木瓜、白芍合用均善缓急，舒筋止痛，味均酸，合用一温一凉，一散一收，相反相成，风湿病有经脉拘挛者不可少；黄芪、丹参合用一温一凉补气和血；大枣、生姜合用补散结合，调和营卫；枸杞子、菊花合用均入肝经，补清结合，明目不可少；白芍、柴胡敛散结合和肝泻热；黄芪、防风补散结合，风邪痹阻必用；当归、白芍一动一静，养血和血而不滞；半夏、竹沥一辛一甘，一温一寒，合用治痰浊痹阻兼有郁热，使祛痰而不燥，清热而不伤阳。

（3）制毒。

有些风湿病用药性味峻烈，有一定毒性，内服不安全，除严格控制适应证外，尚可配伍制约其毒性的药以减少不良反应。如姜汁可制半夏毒，甘草可制附子、乌头毒，肉桂可制附子毒等。

（4）有些药物价格昂贵，不易获得，可配伍取代。如水牛角、钩藤合用可代羚羊角平肝止痉；淫羊藿、骨碎补合用可代虎骨强筋壮骨；丹参、鸡血藤合用可代藏红花，活血通痹止痛；枸杞子、菟丝子合用可代阿胶养血润燥；北沙参、麦冬合用可代西洋参，益气生津治燥痹；灯心草、通草合用可代琥珀利尿通淋治痛风、尿路结石；鹿角胶、狗脊合用可代鹿茸通督强脊。

4. 对风湿类疾病患者服药方法的体会

风湿病病程长，一般为慢性进行性过程，非短期可图，用药应量轻重治，即服药不宜太杂，药量不宜太重，而服药疗程要长。边治边调，边服边观察，缓缓收功。

急性发作期对体质较强者可加大药量及服药次数，每日 3～4 次使药力集中发挥效力，如痛风、热痹等，注意中病即止。

此类病人因服药多，大部分有程度不同的胃肠道反应，脾胃受纳，运化功能差，视病情可间断用药。如骨质疏松患者，一般用药多偏味厚滋腻之品，有碍胃之弊，可少量，多次或隔日一次间断服药；又如燥痹患者，以口咽干涩为主证，须不断饮水，可顺其性将一日量分多次兑水频服，既达到治疗效果又补充了水分，以促津液恢复；白塞氏病患者一般多有口、舌、喉部溃疡，可将药含漱后缓缓咽下，服药恶心欲呕者，可含服生姜 1 片；偏补益类药物宜空腹温热服，性味对胃有刺激的药皆饭后半小时服。

总之，服药方法要根据患者体质、病情以及药物性味而定，不可一概而论，正如《医学源流论》所说："病之愈不愈，不但方必中病，方虽中病而服之不得其法，则非特无功而反有害，此不可不知也。"

第三章　临床经验

第一节　徐玲老师治疗尪痹的临床经验总结

徐玲老师在近50年的临床工作中，积累了丰富的经验，并有独到之处。治疗风湿病不但要辨证施治，同时尤重视从脾胃论治，促使药物的吸收，提高机体的抗病能力，有利于疾病的康复。撰写有《脾胃学说在治疗类风湿关节炎中的应用》《调脾胃以治五脏》等。风湿病范围广泛，致病因素多样，病变部位多，病理属性复杂，用单一方法治疗很难取得满意疗效。强调在整体上把握病机，内外相扶以治之，创制的"风湿擦剂、消痛膏、风湿熏洗方"等，大大地提高了疗效。在现代医学飞速发展的同时，我们不能盲目去崇拜西医，也不能拒绝西医的知识，应该认识到不论中医、西医，只要存在，就有自己的合理性，就有存在的优势，惟有将二者的优势找到切入点，并能很好地结合应用于临床，才能取得优于中医、西医各自的疗效。我有幸跟随徐玲老师学习，老师耐心细致的讲解，使我对风湿病有了系统的掌握，尤其是徐玲老师在诊治类风湿关节炎方面，有全面的总结和继承。

一、尪痹病名的来历

"痹病"在古医学中并无此名，而是以"痹"论之，"痹"字在中医文献中出现较早，原作"畀……瞑"，它的含义较丰富，在不同的语句中，含义不同，既可表示病名、症状，也可表示病机。《说文解字》曰："痹，湿病也"，指病名。《医学心悟·喉痹》："痹者，痛也"，指疼痛的症状。《景岳全书·风痹》曰："盖痹者，闭也，以血气为邪所闭，不得通行而病也。"这里痹指病机，虽然也有人提出痹病之称，但最终被痹证所取代，随时代的变迁，古方不能治今病且痹证含义诸多，囊括病种太多，不便于后世研究，故在全国第三次痹证学术研讨会上将痹证改为痹病，于 1986 年 3 月在中医证候规范学术会议上将其确定为中医风湿病，至此，有较为严谨的内涵与外延，也符合命名规则。而焦树德认为类风湿关节炎指关节肿痛，胫曲不能伸，关节肢体弯曲变形，骨质受损，身体羸弱等证候正是"尪"字的特定含义，提出将"尪痹"作为类风湿关节炎的中医病名。痹的发展历程对风湿病的系统认识早在唐、宋以前就有详尽的论述，如《素问·痹论》指出："风寒湿气杂至，合而为痹。""饮食居处，为其病本……""粗理肉不坚者，善病痹……"指出病因与感受外邪、饮食、生活环境以及营卫均有一定的关系。而汉代张仲景则确立了治风湿病的大法，如"散风除湿，微发其汗；益气固表，发汗祛湿；扶阳补土，祛风胜湿"等，并确立了许多相应的方剂。如甘草附子汤、乌头汤、桂枝芍药知母汤、黄芪桂枝五物汤等，在现代临床应用较广泛。宋以后治法方药日趋完善，尤其《备急千金要方》《太平圣惠方》《圣济总录》收集诸多系列方药，如汤、散、酒药、膏摩、针灸等。以及治热痹多用生地、升麻、羚羊角、麦冬、石膏、大黄之类，苦寒甘寒之药，尤其比前人更多应用虫类药物，如蜈蚣、乌梢蛇、白花蛇、全蝎、地龙等，以及虫类方剂如蚕蛾散、天雄丸等。到金元时期张子和主张早期应用汗、吐、下三法攻痹。而朱丹溪则认为，热血得寒，汗浊凝涩，对后世活血化瘀、祛痰浊的治法有很大的启示，同时提出体质与发病的关系，如："肥人肢体痛，多是风湿与痰浊流注经络而痛，瘦人肢体痛，是血虚。"明代李士材《医宗必读》指出临床用药的具体章法，如行痹以散风为主，佐以祛寒理湿，又治风先治血，血行风自灭，更须参以补血之剂；痛痹以散寒为主，佐以疏风燥湿，更参以补火之剂，大辛、大温以释其凝寒之害；治着痹以利湿为主，佐以祛风散寒，更须参以理脾补气，脾土强而能胜湿。《中风门》强调关节变形，僵硬者，应先养血。叶天士则提出"久病入络"之说，倡用活血化瘀及虫类药物，搜剔宣通脉络，同时提出"新邪宜速散，宿邪宜缓攻"，"虚人久痹宜养肝肾气血"的治疗大法。王清任则提出"痹由瘀血所致"。随着对风湿病的深入研究，在以往对本病病因病机认识的基础上，除强调"风寒湿三气杂至，合而为痹"的外邪说法外，许多医学家重视正气虚弱、卫表不固、气血不足、肝肾亏损等在本病中的作用。如谢海洲提出"脾胃虚弱，肝肾亏损，气血不足，阴阳失调，复感外邪，内外相合，而成本病。"提出"祛邪尤重除湿，治痹勿忘外感"。在类风湿关节炎的治疗中注重调节水液的代谢，气机的通畅，把理脾放在首位，脾健则湿无内生之源。朱良春则认为："阳气先虚，病邪遂乘虚袭踞经隧，气血为邪所阻，壅滞经脉，留滞于内，深入骨骱，胶着不去，痰瘀交阻，凝涩不通，邪正混淆，如油入面，肿痛以作。"病初以邪实为主，如失治、误治，病程迁延日久导致虚中夹实，在辨证治疗时应抓住3个环节，即：①证与病。我们强调辨证论治，但在临床中应将中医辨证论治与现代医学有关知识结合起来，在辨证论治的同时，还要选择有针对性的药物，以提高疗效。以痹证为例，它的范围很大，包括了现代医学几十种病种，从辨证来说，实证无非风、寒、湿、热、顽痰、死血，虚证无非脏腑、气血、阴阳亏虚，这在很大程度上反映了不同疾病的共性。虚则补之，实则泻之，也确实是提纲挈领的大法。但不同的疾病，存在特定的个性，也就是自身的病理特征，即使辨证为同一证型，临床特征也不尽相同，治疗用药应当有所差异。如类风湿关节炎滑膜细胞增生、淋巴浆细胞聚集、滑膜内血管增多、肉芽组织形成，相似于瘀血阻络的病机，经过临床药理实验证实，用活血化瘀药能抑制滑膜的增生和血管翳的形成，有效阻止类风湿关节炎滑膜炎的进展和骨侵蚀。②扶正与逐邪：久病正气伤，邪仍未去，此时祛邪的同时不忘扶正。③通痹与解法：风、寒、湿、热邪阻滞经络，关节闭阻不通，用辛通法。解法：中晚期既见正虚，又见邪实，既有寒象，又有热象，即虚、实、寒、热错杂，诸邪深伏关节，隐匿于经髓，所以治疗困难，通常加用活血、补肝肾及虫类搜剔窜透之品。焦氏根据有关中医典籍，创立了"尪痹"病名。尪痹是痹病之一，具有痹病共同的病因病机，即"风寒湿三气杂至，合为痹也"。此外，还具有与其他痹病不同的特点：①寒湿之邪深侵入肾，由于先天禀赋不足，或后天失养，房劳过度以及妇女月经病，产后而致肾虚，如外邪侵入，寒湿偏盛，寒湿之邪与肾同气相求，入肾入骨，关节、肌肉、经络失养，肝肾同源、肝失濡润，则关节变形不得屈伸。②冬季受邪，肾先应之，邪气伤肾及骨，致骨重不举，剧烈疼痛，病久关节肢体变形。③痹证日久不愈，复感三邪，致寒湿深侵。从上得知，认为外邪以寒湿为主，受累脏器以肾为主，临床表现主要以骨质受损，关节变形为主，发病机理为病邪深入骨骺，症状更为严重，常波及肝肾以致骨损筋挛肉削，且病程绵长，致脏气虚弱，寒湿、贼风、痰浊、瘀血互为交结，凝聚不散，使病情不断加重，在治疗上以补肾祛寒为主，辅以化湿、疏风、祛痰通络、强筋壮骨。寒邪较重，加附片、桂枝、麻黄等，若见化热，加苦寒清润之品，如忍冬藤、络石藤、秦艽、桑枝、威灵仙等。使热得清，再补肾祛寒，拟补肾祛寒治尪汤，加减补肾治尪汤，均在补肾祛寒治尪汤的基础上加减而成，疗效较好，但患者必须坚持用药，配合治疗。

1. **类风湿关节炎的概念**

类风湿关节炎是一种自身免疫性疾病，是以关节和关节周围组织的非感染性炎症为主的全身性疾病，多侵犯手、足、腕等小关节，常为对称性，呈慢性反复发作与缓解交替的过程，致残率高，并且累及多系统，故属于结缔组织病。

2. 徐玲老师诊治类风湿关节炎的观点

1）类风湿关节炎的发病机制

类风湿关节炎的发生多因正气不足，感受风、寒、湿、热之邪所致，常见久居湿处、涉水冒雨、气候剧变、冷热交替以及病后、产后气血亏虚，及久病正虚、房劳、情志等所致机体防御机能下降，复感风、寒、湿、热之邪。《素问·痹论》："风寒湿三气杂至，合而为痹。""饮食居处，为其病本。"大量的临床资料总结显示，除寒冷、潮湿外，在荣血不足，气血虚弱，肝肾亏损的基础上，复感风寒湿是本病的主要因素，因此外感风、寒、湿、热之邪，居处潮湿、冒雨涉水、气候骤变、骤冷骤热是尪痹的外因，而禀赋素亏、荣血虚耗、气血不足、肝肾亏损，或产后、病后机体防御机能下降，是其内因。外邪侵袭，以风寒湿为主，阻滞经络，凝滞关节，出现关节冷痛，肿胀，晨僵，属风寒湿证。若感受风湿热邪或寒湿郁久化热，出现湿热阻络，关节肿痛，灼热，形成湿热证。若久病化瘀成痰，形成痰瘀互结，出现关节肿胀，皮色黯褐变形，风湿结节，舌边瘀斑。X线片示关节肿胀，关节间隙变窄。久病伤及肝肾，或素有肝肾不足，复感外邪，出现关节肿胀，变形，活动受限。X线片示关节间隙变狭窄，关节面骨侵蚀。骨破坏或关节融合，形成肝肾亏损证。本病初起，外邪侵袭，表现多以邪实为主，病久邪留伤正，可出现气血不足，肝肾亏损，而致气血津液运行无力，形成痰、瘀，或热灼津液，或寒凝血瘀，均形成痰瘀互结，病情错综复杂，临床表现以本虚标实为主。

2）辨病与辨证相结合

中医和西医是在两种不同的文化背景下形成的医学模式，对疾病的形成、发展、治疗和研究动态都有着不同的看法。西医充分利用现代科技的成就，寻找疾病发生的原因，并探知人体的生理和病理机制，因此，西医对大多数疾病发生和发展都有客观的认识，但是还有许许多多疾病的病因复杂、隐匿，疾病的发生和变化受到多种因素的影响，涉及的脏器广泛，给治疗带来一定的困难。徐玲老师认为中医的理论核心是整体观和辨证论治，整体观是将人体视为一个开放着的、进行着的有序生理活动的整体功能系统，人体五脏六腑不是独立存在的结构单位，而是相互依从相互制约，四肢的病变又是对应于内脏的，脾主四肢，四肢肌肉关节通过气血、经络与全身的各脏器、组织联系在一起的，相互协调，相互制约，发挥着生理功能。而中医的优势在于重视整体，通过四诊、八纲，将人体的全方位信息综合起来，在此基础上，辨证论治，着眼于针对性较强的个体差异以及疾病的阶段性治疗，体现在每一个体所患的特定疾病的不同发展阶段上，其证既有一定的个性，又具有相对的共性。虽然各有所长，但作为现代的中医，必须掌握相应的西医知识，利用西医知识对疾病的定位、定性，以及现代检查资料的分析判断，在诊断上与现代医学接轨，科学动态地观察疾病的进退和发展，同时应用中医的辨证，全面分析病因、病位、病邪的性质及邪正盛衰的情况，辨病与辨证相结合，绝不是机械地按照西医诊断来套用中药，而是吸收西医在病因、病理上的认识和科学的检查资料，分析判断病情。在治疗上，西医是辨病用药，中医的辨证论治，强调人是一个有机的整体，脏腑之间是相互关联的，其治可以因人而异，因病而异，且有同病异治和异病同治，灵活多变，辨证与辨病相结合，既考虑到病的各个阶段的证的变化，又不忽视本质。如类风湿关节炎从西医角度根据 X 线片的改变可分为早、中、晚期。中医辨证为湿热阻络、寒湿阻络、痰瘀互结及肝肾亏损，根据每期 X 线片的改变，在辨证的基础上，加用补肝肾及活血化瘀等药，可以防治骨质疏松，骨质的继续破坏，缓解疼痛及增强关节的活动度，提高治疗效果。

3）活血化瘀贯穿始终

《素问·痹论》指出："血凝于肤者为痹，凝于脉者为泣……"清代王清任《医林改错》指出"痹由瘀血致病"，书中列有身痛逐瘀汤。叶天士对痹久不愈者，有"久病入络"之说，倡用活血化瘀药及虫类药物，搜剔宣畅络脉，更是独避蹊径。心主血脉，血又靠气的温煦推动，才能循环于脉中，维持人体正常的生理功能。风湿病往往是因正虚，外邪入侵，外邪不外风、寒、湿、热，流注经络、肌肉、关节痹阻不通，不通则痛。但我们知道，血遇寒则凝，致使手足阴冷如冰，肢端瘀黑，疼痛难忍，甚至溃烂，终成脱疽重症。临床上不乏其症，如类风湿关节炎合并血管炎、雷诺现象等。与热则结成瘀热，致低热或高热，缠绵难愈，或伴有衄血紫斑、吐血、咯血、尿血、便血及月经不调、月经量多，临床上常见结节红斑、系统性红斑狼疮、皮肌炎及类风湿关节炎活动期等。古代治疗瘀血，基本用温化的方法。而治疗出血，基本用凉血方法。如果血热没有离经，没有妄行，在脉内，因热是否成瘀，古代没有论及。而风湿病中存在寒凝与血热而瘀的情况相对较多，如红斑、结节、长期发热，但均无感染征象，我们往往采用清热凉血、活血化瘀的治疗大法。对于因寒致瘀的硬皮病、雷诺现象等，皮肤发凉、变硬等，我们采用大剂量温通经络，活血化瘀的治法。对类风湿关节炎，如无明显的热瘀或寒凝，徐玲老师多用丹参、红花、鸡血藤、青风藤等，既有活血作用，又有镇痛作用。从西医病理上分析，类风湿关节炎分滑膜炎期、肉芽肿期、纤维化期，类似中医痰瘀互结，不论寒湿、湿热，均在不同程度上影响血液的运行，所以配合活血化瘀药，使血脉得以流畅，血液中免疫复合物才能下降，疾病得以恢复。如果疾病反复发作，形成慢性渐进的过程，多有致瘀成痰，治疗更应加活血化瘀药，临床及药理研究显示，活血药如丹参、红花、鸡血藤、青风藤等既有镇痛作用，又有抗炎及改善关节肿胀、疼痛的作用，同时促进血液循环改善关节功能。

　　4）补肝肾治疗

　　《灵枢·九针论》提出："肝主筋。"《素问·痹论》指出："肝主身之筋膜。"《素问·经脉别论》说："食气入胃，散于肝，淫气于筋。"肝的血液充盈，才能养筋，筋得其养，才能运动有力而灵活。《素问·六节藏象论》称："肝为罢极之本。"《素问·上古天真论》："丈夫……七八肝气衰，筋不能动。"说明肢体的运动能量来源于肝的功能，而肾又为先天之本，禀于父母，靠后天之本的充养，主骨，生髓，骨的生长、发育全赖肾中精气的充养，五八肾气衰，临床上出现骨质疏松。而在类风湿关节炎中，部分患者是本有肝肾亏损，肝主筋，肾主骨，肝肾亏损，筋骨失于濡养，致关节屈曲、变形，关节间隙变窄，关节破坏。还有大多数患者因不正规治疗，大剂量应用激素，致使增加钙、磷的排泄，抑制肠内钙、磷吸收，抑制成骨细胞活性，减少蛋白质和黏多糖的合成，骨形成障碍，骨质疏松，以致骨破坏。大量激素的使用使血液黏滞度升高，刺激血小板大量生成，凝血力增加，血液过稠，易形成血栓，导致末梢动脉炎，使骨微循环障碍致骨质疏松、破坏。久病可伤及肝肾，而肝肾主筋骨，直接影响到关节的功能，肝肾亏损出现关节间隙的狭窄，关节的破坏，加之年龄因素，加速骨质疏松、骨破坏。为此徐玲老师强调类风湿关节炎病人大多病程较久，迁延不愈，往往涉及肝肾。徐玲老师在治疗时常常加用补肝肾之药，如杜仲、桑寄生、牛膝、金毛狗脊等，既可祛风湿，又可补肝肾，强筋健骨。现代研究发现此类药均能调节下丘脑－垂体－肾上腺轴的功能，可调节免疫，促进骨的生成，防止骨质疏松、骨破坏。

5）扶正与祛邪相结合

类风湿关节炎的发生主要在禀赋不足、气血虚弱、肝肾亏损的基础上感邪而致病，所以多属本虚标实，加之临床上大多用激素、免疫抑制剂及非甾体抗炎药，用药时间较长，激素及免疫抑制剂的副作用突显。库欣综合征、肝肾功能受损、胃肠受损、白细胞下降、骨质疏松、合并感染等，往往不得不停药来保肝肾，调理脾胃。徐玲老师在辨证施治的基础上，不忘扶正，同时调理脾胃，使气血得以生化，正气来复。正气则是机体抗御病邪，适应环境，调整和修复疾病损伤机体的能力，调节阴阳，消除内邪，维持机体的阴阳平衡，扶正的具体体现在补气、补血、补阳、补阴等。这些药物均有一定程度的调节免疫功能，不论细胞免疫还是体液免疫，不论是特异性免疫还是非特异性免疫均有一定的作用。现代药理研究证明祛风湿药、扶正祛邪药、清热解毒药、活血化瘀药均有双向免疫调节作用。临床上黄芪、党参、白芍、白术、丹参、秦艽、雷公藤、昆明山海棠等中药作用长于整体，短于局部，强于扶正，疏于祛邪。对于正虚为主，邪气又甚，则起效快，疗效好。但对于正虚不显，邪气较甚者，一般起效缓慢，我们多加祛邪之品。根据寒、热、瘀、痰等辨证用药。寒证多用附片、细辛；热证用忍冬藤、威灵仙等；瘀、痰证则用丹参、地龙，使正胜邪祛，疾病康复。同时必要时应用免疫抑制剂及非甾体抗炎药，使患者减少痛苦，提高生活质量，给中药起一个桥梁作用，迅速改善症状，同时减少了以上副作用。

6）脾胃学说在类风湿关节炎中的应用

脾主运化，主四肢、肌肉，与胃相表里。《素问·经脉别论》："饮入于胃，游溢精气，上输于脾，脾气散精……"《素问·厥论》曰"脾为胃行其津液"。《黄帝内经》指出："人以胃气为本，纳谷者昌，绝谷者亡，有胃气则生，无胃气则死。"《伤寒论》强调："勿犯胃气。"以脾胃为中心，创立方剂。金元时期，李东垣在此基础上，写成《脾胃论》，提出"内伤脾胃，百病由生"及"脾胃乃后天之本，气血生化之源"。临证时，不论后天失养与病后调摄，皆从脾胃入手，古人治病必护胃气，体现了"胃气一败，百药难施"。在类风湿关节炎的治疗当中，往往重视风、寒、湿、热等外邪，最易犯只顾治标，不注重治本，或见关节疼痛，不论病程长短，或用苦寒之剂或大辛大热之剂，均不同程度损伤脾胃。脾胃虚弱，受纳运化不足，饮食营养吸收障碍，气血生化乏源，机体营养供给不足，脏气无所受益，机体防御机能减弱，百病易于侵害也。同时也是反复感邪，致病情反复发作的原因之一。其二，脾虚运化水湿无权，水湿内停为患，加之感受外邪，有风、寒、湿、热等，每每与湿相夹，风性善行数变，可聚可散，治宜疏导，热可清，寒可温，惟有湿邪重着黏腻，内外湿相并，伤人如油入面，胶着难去。脾失健运，外湿伤人则难以祛除，又易生内湿，内湿既是病理产物，又是致病因素，且易招致外湿侵袭，加重病情，故有"无湿不成痹"之说。在类风湿关节炎的发生、发展及转归中起着重要的作用，同时也是经久不愈的重要原因。其三，脾胃虚弱，药物的吸收、转运障碍，使药物的有效计量减少，药不达病所，降低了疗效。其四，肾藏精，主骨、生髓，为先天之本。脾统血，生精，主四肢肌肉，为后天之本，二者在生理上相互滋生，相互制约，病理上相互影响，相互转变。在处方用药时，针对脾胃虚弱的特点，徐玲老师在临床上善用白术、云苓、苍术。苍术偏于燥湿健脾，性燥，防化燥伤阴，用量不宜大，而白术健脾燥湿、化湿，使湿邪得以运化。现代研究发现，白术对肠胃具有双向调节作用。可治疗消化功能紊乱所致的脾虚证，对应激性溃疡有显效，且白术有免疫增强、免疫调节作用，而苍术对胃酸分泌亢进所引起的溃疡有显效。云苓淡渗健脾，不燥、不寒、不泄，性质公正和平，扶正祛邪，标本兼顾，凡脾虚有湿非其莫属。还可以与多种药物配合使用。脾气虚弱者，可与人参、黄芪配合益气健脾；湿盛者可与薏苡仁、泽泻等配伍，加强利水祛湿作用。与寒、热相结合，可辨证用之。总之该药不论男女老幼，体质强弱者皆可辨证使用，作用不亚于人参，且用途广，较人参价廉。在临证时，处方用药既不过用辛燥之药克伐脾胃之气，亦不多用滋腻之药滞中碍胃，时时注意中土健旺，有利于饮食、营养及药物的吸收，湿浊的运化，促使疾病的康复。

7）中西医综合治疗

风湿病大多病因不明，多呈慢性反复发作的过程。若不早期积极有效的治疗，将直接影响预后。中西医疗法各有所长，但均存在不足之处。西医药物治疗主要在抗风湿，消炎止痛，改善病情的发展方面有一定的疗效，但多数有胃肠道损伤、骨髓抑制、肝肾损害、皮疹等。胃肠道刺激反应尤为明显，其毒副作用较大，临床上往往不得不进行停药保肝、保肾及其他方面的治疗，激素虽然止痛作用明显，患者的生活质量能提高，但久服副作用更大，且不易撤减，往往导致骨质疏松，加速骨质破坏、高血压、高脂血症、医源性糖尿病、库欣综合征等。而免疫抑制剂又有削弱机体免疫功能和抗病能力。免疫抑制剂是指在治疗剂量下使机体发生明显免疫抑制效应的一类药物，免疫抑制效应不是指药物的一般毒性，而是指它作用于免疫反应过程不同环节而产生的效应。风湿病大多病因不明，故临床上应用选择性不高，而且治疗指数低，仅当接近毒性剂量时，才发挥免疫抑制剂效应，且不同疾病、不同病人，甚至不同病期对免疫药物反应不同，且毒副作用大，长期应用有可能降低机体防御机能，并诱发感染，使病情反复。在临床上，徐玲老师根据多年的经验，认为单纯中药对控制病情效果不及免疫抑制剂，我们应取长补短。甲氨蝶呤是治疗类风湿病关节炎的锚定药，起效快，疗效确切的病情改善药，用小剂量甲氨蝶呤 5～10mg/周，耐受性好，6～8 周可使病情明显减轻，并可长年使用，价格低廉，患者易接受。而中医中药的治疗，注重辨证施治，既着眼于局部关节症状，又考虑机体全身状况，选方用药因人而异，基本做到有的放矢，且无众多毒副作用，便于长期应用，尽管不如西药迅速，但远期疗效稳定。若能中药、西药结合，既可控制病情，又可减少药物的副作用，大大提高了疗效，同时也提高了患者的生存质量。

8）祛邪尤重除湿，治痹勿忘外感

尪痹乃风、寒、湿邪侵袭人体，内因为气血亏虚，营卫不固，或肝肾不足，气血运行不畅所致，临床上表现为寒痹、热痹、风痹等，每每与湿邪相夹，湿为阴邪，其性重着，黏腻，较难祛除，故在痹证的发生、发展及转归中起重要的作用，同时也是迁延不愈的原因之一。临床上多见关节肿痛，关节酸沉，屈伸不利等症。徐玲老师认为，在风湿病中，外湿仅占一部分，冰箱、空调的大量使用，恣食生冷，贪凉乐逸之辈与日俱增，寒湿伤脾，内生痰湿，尤以内湿为主，现代生活水平的提高，饮食结构发生了变化，饮食生冷、浓茶、烟酒、肥甘厚味戕伐脾胃。生活节奏的加快，饮食失节，饥饱失调，脾胃受损，运化失职，可使水湿内停，聚湿生痰，已成为痰湿的首要成因，临床表现肢体困重，纳呆，口不渴，不欲饮，腹胀，便溏等。若复加风寒湿，内外湿结合，如油入面，致使病情缠绵难愈。徐玲老师对此注重调节水液的代谢，气机的调畅，采用宣肺、理脾、温肾之法，而这3种方法之中，把理脾放在首位，脾健则湿无内生之源。在治疗类风湿关节炎症见手关节肿胀，疼痛时，往往加用生薏苡仁25g，白术15g等，正是体现健脾祛湿的思想，根据部位的不同，湿在上则当发其汗，湿在下当利其小便，使湿邪有出路，病性上，认为湿邪为病，常兼夹寒、热之邪，治疗应从辨证出发，根据寒、热的不同，应温化与清化。此外类风湿关节炎的反复发作与迁延不愈在某种程度上往往与外感有关，发病原因多有气血不足、肝肾亏损、营卫不和，易致外邪侵袭，故不少类风湿关节炎患者往往伴有咽部红肿疼痛，反复外邪侵袭，使病情反复发作，逐渐加重，故不可轻视。治疗时可加用射干、玄参、山豆根、板蓝根之类，若外感明显，咽喉肿痛甚者，可急则治标，往往起到控制病情，改善疗效之功。

9）久痹虫类搜剔

尪痹的病因复杂，但不外感受风、寒、湿、热之邪，或气血亏虚，营卫不和，复感外邪，或汗出当风、房劳所伤，致使气血运行不畅，闭阻经络，肌肉、关节不通则痛，久则致瘀成痰，形成顽痹。虽属久病，但未必皆虚，反因三气与痰瘀相互搏结为患，内外合邪，愈益深伏骨骱，缠绵难愈。若痰瘀痹阻者，当审二者的偏胜配药，痰甚则肢节肿胀、僵硬、重滞麻木，瘀甚则骨节疼痛重、强直畸形，祛瘀活血药可用桃红饮加穿山甲、土鳖虫、姜黄、乳香、没药。化痰通络在二陈汤基础上加减，风痰甚加僵蚕，寒痰甚加白芥子，热痰则加胆南星，如关节漫肿有积液可用小剂量控涎丹祛痰消肿，口服1.5g，连服7~10d为1个疗程，也可通过关节穿刺抽取积液，配合上药，疗效可观。若不能化痰逐瘀，使痰瘀固结，深伏血络，泛泛活血药收效甚微，非借用虫类药不足以走窜入络，搜剔逐邪，故有"风邪深入骨骱，如油入面，非用虫蚁搜剔不能为功"。但虫类药物功用同中有异，临床常用全蝎、蜈蚣、僵蚕、地龙、穿山甲、蜂房，也常用蛇类药如乌梢蛇、白花蛇、蕲蛇等。因虫类药毕竟都有毒或小毒，有破气耗血、伤阴之嫌，故用量不宜重，一般不宜持续久服，可间断给药，或数药交替选用，体虚者应与扶正药配合使用，亦有体虚患者或产后得病用之而疼痛反剧者，应根据患者体质酌情使用，或配合补肝肾等药。

10）治疗尪痹善用藤类及引经药

徐玲老师治疗风湿病近50年，总结出藤类药对于类风湿关节炎具有通经络、祛风的作用，治痹不可少。然而每一味药都有其特点，选用配伍多有讲究，如海风藤性温，祛风湿，通经络，多用于风寒湿痹所致的关节、肌肉疼痛。青风藤辛苦微温，能通经入络，善治风疾，祛风寒湿，通利关节，与海风藤配伍二药性温，可温经散寒，治寒湿痹。络石藤性微寒，通经络利血脉，治风湿痹痛伴有热象者，且散风通络，善走后背，多用于治肩背疼痛。忍冬藤偏于清经络中的风热及关节热而治疗筋脉疼痛，关节红肿、热、痛。在类风湿关节炎中湿热痹阻证型中常配青风藤、忍冬藤，既祛风清热，又可调节免疫，控制病情。鸡血藤补血活血，祛风通络，强筋骨，用于瘀血痹阻型的肢体关节疼痛。夜交藤味甘微苦，性平，入心肝二经，阳入于阴则寐，该药入心肝二经，擅长引阳入阴，且善于养血，故用于失眠为最宜，也可用于各种原因所致的失眠，而风湿病大多数患者为静息痛，夜间疼痛甚，以致不得眠，使病情反复加重。徐玲老师在治疗风湿病时注意应用安神镇痛药，疗效相应增加，常用20~60g。

在治疗风湿病中喜欢用引经药，根据疼痛的部位，结合兼证可以确定病变的经络、脏腑，应用不同的引经药，使药效集中于某一经络、脏腑或某一部位，直达疼痛病所，可以提高疗效，一般选用一味至两味。临床常见痛在上肢，加羌活、桑枝、片姜黄；痛在下肢，则加牛膝、独活；腰背疼痛，加桑寄生、杜仲、川断；疼痛在脊柱，则加金毛狗脊、白芷、鹿角胶；肌肉疼痛，加白芥子、千年健；膝后筋痛，加海风藤、鸡血藤；腿外侧痛，加木通、细辛；腿内侧痛，加当归、秦艽；腰以下痛重，加防己、牛膝。

11）灵活用药

徐玲老师在用药上很讲究，依据病情的性质、轻重不同，选药亦不同。特别喜欢选用多重作用的药，比如鸡血藤既可活血，又可祛风，可替代当归、丹参之类单纯活血作用之药。当归则个别患者服用后出现腹泻，而鸡血藤则无此症状。秦艽既可祛风湿，又可清虚热，对于风湿病伴有虚热者，往往选用秦艽，所以在处方时往往药味较少，既做到药效集中，增加了疗效，又减轻了患者的经济负担。对于药物剂量也随疾病的轻重而改变，轻者可起穿针引线作用，重者则可超出常用剂量，用药切中病机，恰到好处。

12）注重穴位注射疗法

风湿病为风、寒、湿邪入侵，流注经络、肌肉、关节，痹阻不通，故疼痛较明显，对于类风湿关节炎肌肉关节疼痛，活动受限，感觉异常者，徐玲老师提出穴位注射法，一般选用当归、丹参等注射液，以就近取穴或以痛为腧，或循经取穴法，每次 1～4 个部位为宜，以肌肉丰厚处较好，避免将药物注射入关节腔及血管内，使局部有疏经活络、迅速止痛功效，提高综合治疗效果。穴位注射法较针刺具有一定的优越性：①具有针刺、注射药物对穴位刺激及药物作用的综合效能。②减少了针刺留针的时间，并且一般患者在穴位注射后即可随意活动。③穴位注射后，机体吸收需要一定时间，可在穴位内维持较长时间的刺激，同时应注意因刺激太强烈而致晕针等。④由于穴位注射药物用量较一般常规偏低，减少了某些药物的副作用。

13）内外相扶法治疗

风湿病是一范围广泛，致病因素多样，病变部位多，病理属性复杂的疾病，用单一方法治疗，很难取得疗效，徐玲老师善于从整体上把握病机，将多种不同治法有机地结合起来，全面综合治疗，对于有些治疗类风湿病的药物，起效量和中毒量很接近，内服安全性小，外用则安全性大。祖国医学认为无论内治、外治，凡病理可统者，用药亦可统之，经言："经络不通，病生于不仁，治之以按摩醪药"，古代名医徐灵胎对疑难杂症一贯主张"内外相扶以治之"，徐玲老师在前辈的基础上，针对类风湿关节炎的特点，临床采用辨证施治配合敷贴疗法，外擦及熏蒸等治疗方法。

（1）敷贴疗法。

敷贴疗法是将药物直接敷贴在人体体表患病部位以治疗疾病的一种方法，对于关节红、肿、热、痛，且关节积液量少者，予局部外敷自制"消痛膏"，其组成由仙人掌去刺捣碎，外敷 2mm 厚，日一换，多用于类风湿关节炎活动期或痛风性关节炎、反应性关节炎之关节红、肿、热、痛者，疗效较好。

（2）熏蒸疗法。

熏蒸疗法指一般将配制好的中药煮沸后，熏蒸患者关节疼痛部位，药液循环移动，以防温度过高，烫伤皮肤，持续 30min 左右，隔日 1 次，5～7 次为 1 个疗程，其作用能够促进机体的新陈代谢，祛邪而不伤正气，是内症外治，由内透表，通经活络，无微不至，无孔不入，发汗而不伤营卫的一种方法。利用中药药物作用及物理温热作用，调节高级神经中枢和全身生理、病理过程，增强机体抵抗疾病和恢复机能障碍的有效措施，但在治疗过程中一定要注意保持津液和补充水分，不可发汗过多，避免烫伤，注意通风。治疗结束后，勿受风。

14）注意心理健康调护及药物调护

对于类风湿关节炎患者，大多病程长，反复发作，患者对之采取的态度迥然不同，有的急功近利，只想尽快治愈，于是服药不遵医嘱自行加大药量，或嫌麻烦，数种药同时服下，临床上往往会出现一系列药物不良反应。诸如我们曾有一例风湿关节炎患者，因与配偶长期两地分居，情绪不宁，加之治病心切，于是将风湿痹康胶囊（内含马钱子）加大 4～5 倍的剂量，结果出现心慌、气短、口唇发麻。许多病人往往认为中药药性平和，无副作用，多吃无妨，殊不知，中药有其自己独特的副作用，如雷公藤，长期大量服用后出现月经紊乱，甚则闭经，皮肤黏膜发生皮疹，面部及四肢毛细血管扩张，眼睑及面颊出现色素沉着，胃肠道刺激症状，甚至中枢神经受损。而附子用量超过60g后致心慌、胸闷、气短、震颤等。这些中药，有效量与中毒量往往相差不大，故一定要按照"大毒治病，十去其六；常毒治病，十去其七；小毒治病，十去其八"的原则，患病时间有新久，治疗用药有不同。徐玲老师在治疗类风湿关节炎当中，要让患者明白病因、病机及疾病的发展规律，教我们反复耐心讲解，让患者要有耐心，用药一定要规范化，绝不能想当然。医生不能每次都监督病人服药，但一定要让患者遵医嘱执行，在这里我想说慢性病患者管理非常重要，通过一定的现代方法，如运用手机小程序，使医生患者共同有效地管理好疾病。

对类风湿关节炎的治疗，西医主要是抗风湿，消炎止痛及改善病情，药物选择主要以非甾体抗炎药、免疫抑制剂、激素使用较多，有些患者对免疫抑制剂反应明显，故应注意。我们曾有一病例，因在住院期间服用甲氨蝶呤，一直未出现白细胞下降，无胃肠道反应，而每周必查血常规1次，出院后反复交代每周查血常规1次，而患者考虑既然那么长时间无反应，每周查血常规1次既花钱，又麻烦，多此一举。服药3~4次后来院取药，复查白细胞不足2×10^9/L，故只能停药，加升高白细胞的药物，并注意预防感染。还有1例，只用一次甲氨蝶呤致白细胞下降为零。对于以上深刻的教训，我们在治疗用药时，一定要注意观察药物反应，同时应告知患者该药的副作用，可能会出现的问题，引起患者的重视，争取做到医患配合，才能收到好的效果。

类风湿关节炎患者在经规范治疗后，有些往往不能迅速见效，而患者及家属治愈心切，往往产生一系列医患矛盾，对于此类患者，我们一定要有足够的耐心，细致地分析、详细地讲解病情，希望他们对风湿类疾病有一定的认识，从而配合治疗。因为类风湿关节炎的治疗，不论从中医、西医角度讲，药物起效都比较慢（除非激素），有些控制病情的药需4~6周方才起效，如果浅尝辄止，疗效未见即停药，对病情无益，临床上许多病人没有足够的耐心和信心，往往道听途说，或看广告，某药疗效100%、90%有效，则错误认为治愈率高，纷纷求之。曾有大量病人听说河南某地、户县某镇某大夫治疗类风湿关节炎效果好，患者趋之若鹜，而该药一用疼痛明显减轻，甚至消失，关节活动如常。有的长期服用，逐渐出现满月脸、水牛背、合并感染、高血压、关节破坏、关节强直、股骨头无菌性坏死，竟浑然不知，有的胃溃疡出血，有的则认为已治愈，减药或停药病情反复加重。到医院才知道原来所谓的好药竟然是激素类药，虽然疼痛减轻，但病情根本没有得到控制，甚至在患者毫无心理防备的情况下，病情已进入晚期。而且撤减激素也并非一日之功。更有甚者，说什么结扎某神经节可以治愈类风湿、强直性脊柱炎，大量宣传铺天盖地，说什么上万例治疗经验，殊不知，国外尚在动物实验阶段，而中国有些人却用人来做此实验，而且费用高昂，在经济上、精神上、病情上无疑雪上加霜。鉴于目前复杂的外界环境，徐玲老师能做到耐心、细致的解释工作，既让他们能对该病有一定的认知能力，又要让他们能正确地对待疾病，治疗时一定要更加耐心，且考虑到治疗类风湿关节炎时间较长，我们应从经济上考虑，尽可能减轻患者的经济负担，选药便宜、有效，同时也从中西医结合角度去治疗，提高疗效，减少药物的毒副作用，尽可能做到个体化治疗。

15）注重体育疗法

徐玲老师在治疗类风湿关节炎、强直性脊柱炎等风湿病时，提到体育疗法的重要性，例如类风湿性关节炎所致的关节、肌肉损害，仅靠药物治疗不能恢复其功能，如果结合体育疗法可改善局部血液循环，促进炎症吸收，防止组织粘连，肌肉萎缩，关节破坏及强直。此外还可调节免疫，提高防御功能，改善大脑皮层对全身的调节作用，从而激发潜能，进一步改变病理过程，尤其对晚期类风湿关节炎通过体育疗法能松解挛缩的关节和韧带，增强关节周围肌群力度，保持肌肉张力以纠正畸形，改善关节活动度，维持或重新获得运动功能，从而增强治疗信心，提高生活质量。但对这些患者，因功能锻炼可使已粘连的组织损伤或撕裂，使疼痛加剧，此时告知患者其中的原因，增强自信心，克服疼痛，才能保证疗效。可分为主动运动、被动运动两种。

（1）主动运动。

对于类风湿关节炎病人，有些完全可以依靠自己的力量来完成练习动作，运动方向、幅度和强度均可自己控制，主要以等长收缩运动进行体疗。我们应用回春医疗保健操，通过做操，可使全身关节得到不同程度的锻炼。回春医疗保健操是一种静力性肌肉紧张收缩运动，同时伴有关节屈、伸、旋转以及肌力、肌张力的运动、牵拉等，可以改善局部血液循环，提高组织对氧的摄取利用，促进炎症的吸收，防止关节、肌肉挛缩，防止关节变形、破坏。

（2）被动运动。

对于伴有全身症状的活动期，卧床病人和肌肉关节运动障碍的病人或作为主运动的准备，采取被动运动，主要由他人帮助进行，运动时允许有轻度疼痛，且受动肢体应充分放松，操作人员手持病人关节进行活动，如伸屈、牵引、挤压、按揉等动作，动作宜缓慢柔和，有节律，并循序渐进，切忌暴力。经过药物及体疗相结合，往往可增加关节活动度，提高患者的生存质量。有病人因双腕、肘关节变形，活动受限，致使吃饭还需进行三部曲，其苦可知。为此我们采取药、操结合，逐步改善其关节功能，但对于骨融合者，再进行关节功能锻炼，已无回天之力，必要时予手术治疗以矫正。

16）辨证论治

（1）寒湿阻络证。

周身关节疼痛剧烈，甚则骨骱屈伸不利，遇冷痛甚，得热痛缓，晨僵、恶风、畏寒、汗出，舌淡苔白，脉紧或沉紧。

治法：祛寒除湿，通络止痛。

方药：防己黄芪汤加减。

黄芪 20g　　　桂枝 10g　　　防风 10g　　　防己 10g

羌活 12g   独活 12g   秦艽 10g   鸡血藤 20g

白术 12g

加减：寒甚加附片、川乌、草乌；湿甚加薏苡仁、苍术；阳虚寒盛加附片；痛而夜不能寐者，加夜交藤；肝肾亏损者，加杜仲、桑寄生。

（2）湿热阻络证。

关节红、肿、热、痛，得凉痛减，遇热痛增，手不能握摄，足不能步履，关节活动受限，晨僵，口渴或渴不欲饮，大便干，小便黄，舌质偏红，苔腻或黄腻，脉弦数。

治法：升阳除湿，宣痹通络。

方药：升阳除湿宣痹汤。

白术 15g   葛根 12g   薏苡仁 15g   茯苓 12g

茵陈 15g   忍冬藤 15g   秦艽 10g   桑枝 15g

羌活 6g   独活 6g   藿香 6g   佩兰 6g

鸡血藤 20g

热甚加蒲公英、紫花地丁；湿甚加土茯苓、生薏苡仁；热甚伤阴者，加玄参、生地；肝肾亏损者，加杜仲、桑寄生；若关节皮肤紫暗者，加乳香、没药；若皮肤结节者，加半夏、南星；关节屈伸不利加伸筋草。

（3）痰瘀痹阻证。

关节肿痛，呈刺痛，屈伸不利，关节变形，关节皮肤紫暗，皮下结节，晨僵，舌暗红或有瘀斑，苔白，脉涩。

治法：祛痰逐瘀，通络止痛。

方药：自拟方。

桃仁 10g   红花 10g   姜黄 10g   当归 12g

半夏 12g   青风藤 12g   秦艽 10g   地龙 10g

白术 15g

若关节疼痛剧烈者，加延胡索、乳香、没药；若肝肾亏损伴 X 线片提示关节间隙狭窄或关节面毛糙者，加桑寄生、杜仲、牛膝等。

（4）肝肾亏损型。

关节肿痛，屈曲变形，肌肉萎缩，关节活动受限，甚不能活动，晨僵，伴腰膝酸软，疲乏，舌淡苔白，脉细弦。

治法：补益肝肾，强筋壮骨。

方药：独活寄生汤加减。

独活 12g	桑寄生 12g	杜仲 12g	青风藤 12g
牛膝 12g	桃仁 12g	红花 12g	秦艽 10g
白术 15g	党参 15g		

关节疼痛甚加虎杖、忍冬藤；关节肿胀明显且灼热者，加土茯苓、忍冬藤、萆薢；关节活动受限者，加地龙、乌梢蛇、白花蛇等虫类药搜风剔络；若关节融合，不能活动者，徐玲老师则建议手术治疗。

17）徐玲老师反对滥用激素

激素在治疗类风湿关节炎的主要机制及适应证方面，各家说法不一。激素虽能起到止痛、消炎的作用，但不能根治本病，也不能控制病情的发展，长期服用带来的不良反应较多，而且停药又困难。如何合理应用，既起到一定的治疗作用，又有好的效果，而副作用又少，是我们值得去探讨的。一般认为，地塞米松和泼尼松都属于糖皮质激素类药物，在等效剂量时，他们的副作用是一样的。只是地塞米松是长效类激素，作用时间更长一点，泼尼松是短效激素，但撤减困难。临床根据病情选择，对顽固性病例，多种药物无效的情况下，或并发症较多或老年体弱者，可考虑小剂量应用，泼尼松 5~10mg，1 次/d，或地塞米松 0.75mg，1 次/d，症状改善后逐渐减量，改维持量，泼尼松 5mg，1 次/d，至逐渐停服。徐玲老师在多年的临床中有以下体会：尽可能少用或不用激素，必要时尽可能配合中药，同时坚决反对大剂量用激素，原因有 4 类：

（1）激素导致脂肪代谢紊乱，重新分布。①出现高脂血症和血管内脂肪栓塞；②骨髓内脂肪细胞增生增大，髓内压增高，微循环血流过度减慢而致骨细胞营养障碍坏死。

（2）激素抑制痛觉，致关节反复损伤。

（3）可影响软骨代谢，进而导致关节软骨变性、坏死。

（4）免疫力下降，易致感染，或潜在炎症蔓延。在临床上曾碰到很多类风湿关节炎患者，不规范使用激素，致使关节强直竟然不知，误认为疗效很好，最起码的是不疼痛，有的出现糖尿病、高血压、白内障，以及合并病毒、细菌、霉菌等感染，如带状疱疹、念珠菌等，也有导致肌纤维断裂的。我们见到1例，只要关节疼痛，她女儿就带她到医生那行关节封闭治疗，不到2年，双膝、双肘关节破坏明显，以至活动明显受限，无奈到医院，拍片后医生建议置换关节。我们见到1例年龄只有10岁的患者，腹部、大腿至膝关节大片的肌纤维断裂纹。也有股骨头坏死的病例，最终置换髋关节。太多的教训，在临床上一定要严格规范使用激素，坚决反对滥用。

18）反对大处方

有的医生一旦接诊类风湿关节炎患者，病人治病心切，医生追求疗效心切，总想面面俱到，遂开出大处方，要么药剂量超大，要么药味特多。我们前不久见到1例在校大学生，住院期间，其父指责医生不能针对病情用药，胆太小，延误病情，遂私自服用以前某专家开的处方，该处方药味多到近30味，药量之大，如附片20g等不先煎，温热药量特大，殊不知，服后烦躁，夜间不能入睡，汗出较多，肾功BUN8.9μmol/L时，才恍然大悟。其实，该处方与患者的证型不符。徐玲老师认为，治疗用药一定要辨证，用药一定要有针对性，切忌大处方。用药要抓住主要矛盾，急则治标，缓则治本，病情稳定后，方可全面调理，该病个体差异大，绝不是一成不变的。

典型病历：

肖某，男，69岁。因"双膝关节肿痛反复5年，加重伴多关节肿痛1月余"于2006年4月入院，晨僵，关节活动受限。曾在多家医院诊治，疗效不佳，则来我院。查：咽红，扁桃体不大，心肺（－），腹平软，肝脾肋下未及，无叩痛，双肾区无叩痛，脊柱四肢无畸形，双手近指、掌指关节肿胀，双手背肿胀，呈弥漫性，双腕肿胀，活动轻度受限，左肘屈曲，不能伸直，双踝、双足背肿胀，活动欠佳，以上肿胀关节均灼热、压痛，舌淡苔白厚，脉弦缓。门诊查 RF 314.71U/ml，ASO（－），ESR 100mm/h，CRP 95.81mg/dl，HLA－B27（＋），X 线示膝关节增生，入院后检查示血、尿、粪常规（－），肝功 ALB29.5g/L，ESR93mm/h。X 线示双手腕关节间隙变窄，腕骨可见不规则密度减低影，轮廓不清晰，诸骨质密度减低，腕关节肿胀，胸椎曲度稍僵直，各椎体边缘有不同程度变尖，以中下段明显；双膝 B 超示：膝关节积液伴滑膜增厚；骨密度示骨量渐少。入院辨证为湿热阻络、肝肾亏损证，治以清湿热，活络止痹痛，兼补肝肾治疗，口服秦息痛 1.8g，2 次/d，瑞普乐片 0.1g，2 次/d，口服中汤药以忍冬藤 20g，秦艽、防己、防风、萆薢、地龙各 10g，鸡血 20g，白术、杜仲、生薏苡仁各 15g，云苓 12g。7 剂，1 周后因睡眠差，调整上方去杜仲加夜交藤 25g，并静滴甲氨蝶呤 10mg，1 次/周，1 月后复查 RF 171.51 U/ml，ESR3mm/h。

第二节　涂玲老师运用脾胃学说指导类风湿性关节炎的经验

一、健脾利湿消肿，祛风通络止痛法治疗早期类风湿关节炎

类风湿关节炎在早期，主要表现为对称性小关节肿痛，晨起肌肉关节僵硬，伴食欲不振，疲乏消瘦，若邪郁化热，还会出现关节灼热。X 线示累及关节软组织肿胀，骨质稍显疏松。李东垣指出："脾病，体重节痛，为痛痹，为寒痹，为诸湿痹。"此期病机为本虚

——脾气虚，标实——湿滞之象。亦为东垣老人说："脾胃不足，是火不能生土，而反抗拒，此至而不至，是为不及也。"当健脾利湿，祛风通络以治之，脾气健旺，湿邪祛除，气血贯注四肢关节，营养经脉，则肿消痛止。如东垣老人说："诸风药皆是风能胜湿也，及诸甘温药亦可。"方用调中益气汤随证加减：黄芪30g，党参12g，苍术3g，甘草、陈皮、柴胡各6g，防己10g。水煎服，日1剂，每获良效。

典型病例：

王某，女，25岁，患者于3月前月经来潮时，冷水洗衣，即双手指关节肿痛，在当地用吲哚美辛（消炎痛）、阿司匹林等药治疗症状不能控制。近1个月来，全身肌肉疼痛，肢体重着，双手晨僵，伴有身困乏力，食欲不振。10d前感冒，双手肿痛加重，并有轻度灼热感，来诊住院。主要体征：双手指关节呈梭形肿胀，双手腕轻度肿胀，各关节压痛、活动痛。理化检查：ASO（－），RF（＋）1:40，ESR60mm/h，X线示双手腕、指关节软组织肿胀。脉细数，舌淡，苔白薄腻。西医诊断为类风湿关节炎早期。中医诊断为尪痹，证属脾虚湿滞兼有郁热阻络，治疗当健脾利湿，兼清郁热，通络消肿止痛。方用黄芪、忍冬藤各30g，党参12g，苍术9g，甘草、陈皮、柴胡各6g，防己10g。随证加减，调治20d，肿消，痛止，各项理化检查正常，惟双手仍有晨僵现象，出院后继用药10d，病愈。

二、补脾生血，逐瘀止痛法治疗中期类风湿关节炎

类风湿关节炎由于失治或误治，随着病情的发展，转为慢性迁延期，此期主要表现为患者部分受累关节肿痛，功能活动明显受限，全身症状加重，出现面色不华，脘闷纳呆，倦怠乏力，肢体麻木而肌肉失荣，脉细，舌暗淡紫，苔薄白或薄白腻。X线示部分关节间隙狭窄，有不同程度的骨质侵蚀。乃因久病脾气虚，生血不

足，筋骨失养，气虚血瘀所致，若用祛风燥湿之剂则会继伤脾胃之气而加重病情。经言："谨和五味，骨正筋柔，气血以流，腠理以密……骨气以精。"当补脾生血，逐瘀通络以治之。常用方剂：黄芪30g，当归、生地各12g，白术、青风藤各15g，云苓、桂枝各10g，甘草6g，白芍9g，鸡血藤30g，随证加减，疗效满意。

典型病例：

李某，女，35岁。患者于5年前出现双手、腕关节肿痛，诱因不明，一直在当地用吲哚美辛（消炎痛）、布洛芬、泼尼松、雷公藤等治疗，始终未能控制病情，且出现服药后即胃痛、恶心，不能进食。近5年来，双手刺痛难忍，部分指关节变形，且波及双踝、双足关节，自感肢体麻木，精神倦怠，食少便溏，月经量少色淡。主要体征：面唇不华，精神差，双手掌指关节轻度尺偏，鱼际处肌肉轻度萎缩，双腕、双踝肿胀，双足蹞趾关节轻度外翻，各受累关节压痛、活动疼，活动受限，舌淡，苔白薄，脉细。理化检查：ASO（-）RF（+）1:8，ESR60mm/h。X线示：双腕、双手指关节间隙狭窄，软组织肿胀，双踝、双足关节软组织肿胀，骨质疏松。西医诊断为类风湿关节炎中期。中医诊断为尪痹，证属气血亏损，邪瘀骨节，虚实交错之象，治当健脾生血，逐瘀通络，扶正祛邪治之。方用：黄芪40g，当归、生地各12g，鸡血藤30g，青风藤15g，水煎服，日1剂。随证加减调治，并嘱加强营养，注意加强患肢功能锻炼，40d后，各关节肿胀消退，精神好，饮食健旺，双手肌肉较前丰满，ASO（-）RF（+）1:20，ESR20mm/h。3个月后随访，病情平稳，有效地控制了病情。

三、健脾生精，益肾壮骨法治疗晚期类风湿关节炎

此期患者多数关节受累，并出现纽扣样、鹅颈样等畸形，活动严重受限，甚至生活不能自理，由于病久长期服药，脾胃受损症状更加显著，呈现出明显的脾肾双虚症状，如面色苍白，畏寒肢冷，

腰膝酸软，毛发稀少干枯，肌肉萎缩，关节挛急疼烦，脉沉细，舌质淡。此乃病程日久，脾胃虚弱，水谷精微不能吸收而化源不足，肾精亏损，筋骨肌肉失养所致，当健脾生精，益肾壮骨治之，正如《素问·五脏生成论》指出："……肾之合骨也，其荣发也，其主脾也。"徐玲老师常以四君子汤合附桂八味丸，据脾肾各自症状偏重而加减应用，疗效满意。

典型病例：

孟某，男，27岁。主诉四肢关节肿痛反复发作10余年，近1年手、肘、足、膝关节逐渐变形，活动受限，一直交替使用多种非甾体抗炎药及泼尼松、雷公藤片及中药、理疗等治疗，病情难以有效控制。近1年来，生活不能自理，服药即胃痛、恶心，患病关节冷痛难忍，不思饮食，神疲懒言，畏寒肢冷，失眠多梦，小便清长，大便不实。主要体征：患者面色苍白，头发枯少，双手、腕关节、双膝、踝、足关节均肿胀，活动痛、压痛，活动受限，尤以双手、双膝为重，舌淡，苔白薄，脉沉细。理化检查：ASO（－），RF（＋），ESR80mm/h，X线示双手、腕关节软组织肿胀，关节间隙狭窄，腕骨部分骨性融合，双膝关节狭窄，关节面毛糙，双踝关节软组织肿胀。西医诊断为类风湿关节炎晚期。中医诊断为尪痹，证属脾肾双虚，治当健脾益肾壮骨，温经通络止痛。方用：黄芪50g，云苓、附片、山茱萸、泽泻各10g，桂枝9g，党参、干地黄、山药各12g，甘草6g，鸡血藤30g，水煎服，1剂/d。同时服用本院秦息痛片5片/次，2次/d，随证加减。治疗3个月，家长从兰州特意赶来，诉患者各关节肿胀全部消失，食欲增加，精神好，面色较前红润，生活已可大部分自理，为近1年来最好的疗效，因当地条件所限，单复查血沉，已降至20mm/L，有效地控制了病情。

总之，脾属中央，禀气于胃，而浇灌四旁，为人体气机升降之枢纽，生理活动之中心，正如东垣老人所说，脾胃有病则"五脏、六腑、十二经、十五络、四肢皆不得营卫之气而百病生焉"。因此在治疗类风湿关节炎时，要处处注意顾护脾胃功能，既不能过用辛燥之药克伐脾胃之气，亦不能单用滋腻之药滞中碍胃，中土健旺，利于饮食药物之吸收，既可治疗疾病，又可预防疾病复发。

第三节　徐玲老师治疗强直性
脊柱炎的经验

　　徐玲老师集自己几十年的临床经验所得，总结出了一套行之有效的、有独到之处的、临床疗效肯定的治疗方法。如强调该病早期以化瘀通督为主，佐以补肾，中晚期则以补肾壮骨为主，并结合中医外治法及特定的功能锻炼等。现将老师治疗强直性脊柱炎经验总结介绍如下，供同道临床借鉴。

　　强直性脊柱炎在中医学中并没有与此病相对应的病名，但在诸多医著中都有类似强直性脊柱炎临床表现的记载和论述。徐玲老师将此疾病按其不同的病因病机及表现，认真细致地进行辨证分型。临床治疗中采用中医、中西医结合、内外治并举、体疗食疗配合等综合方法，达到了最佳治疗效果和最小的副作用。

一、对强直性脊柱炎的认识（引古论今）

　　强直性脊柱炎是一种以中轴关节和肌腱韧带、骨附着点的慢性炎症为主的全身性疾病。以炎性腰背痛、肌腱端炎、外周关节炎和关节外表现为特点。主要累及骶髂关节、脊柱及四肢关节，表现为关节和关节周围组织、韧带、椎间盘的钙化，椎间关节和四肢关节滑膜的增生，最终发展为骨性强直。因其类风湿因子为阴性，故归于血清阴性脊柱关节病。

　　徐玲老师指出中医学中虽没有强直性脊柱炎的病名，但在诸多医著中有类似强直性脊柱炎证候的记载和描述。尽管历史条件、环境因素等不同，记载记述也不统一，但颇具一定的共识。最初将其泛泛地隶属于风寒湿三气杂至合而为痹之"痹病"的范围。随着中医"风湿病"的发展，历代医家已认识到在痹证中尚有受损变形为特点，可令人致残的一种疾病，根据病变的临床表现及发展阶段不同，有着不同的命名与描述。据其病痹在体为骨，在脏为肾，命之为"骨痹""肾痹"，又因其病性顽固，病程迁延，缠绵难愈，治宜长久而称之为"顽痹"，另因脊柱强直或驼背畸形而言之"龟背"。

徐玲老师在学习、继承前人论述及借鉴现代名家的论述的基础上，提出了自己的见解。《黄帝内经》对痹病的概念、病机、病位、症状及鉴别、预后等均有较详尽的记载，是后世医家论痹、治痹之渊源。《素问·痹论》说："五脏皆有所合，病久而不去者，内舍于其合也。故骨痹不已，复感于邪，内舍于肾……肾痹者，善胀，尻以代踵，脊以代头。"是描述痹证日久不愈，反复发作，深入筋骨所出现的弓背弯曲畸形，与强直性脊柱炎晚期特征临床表现极为相符。《素问·长刺节论》云："人病在骨，骨重不可举，骨髓酸痛，客气至，名曰骨痹。"《灵枢·本藏》："肾小则藏安难伤，肾大则善病腰痛，不可俯仰，易伤以邪。肾高则苦背膂痛，不可以俯仰；肾下则腰尻痛，不可以俯仰，为狐疝。肾坚，则不病腰背痛；肾脆，则善病消瘅，易伤。肾端正，则和利难伤；肾偏倾，则苦腰尻痛也。"《素问·六元正纪大论》："感于寒，则病人关节禁固，腰椎病，寒湿推于气交而为疾也。"指出腰椎病与感受寒湿有关。《素问·骨空论》："督脉为病，脊强反折。"《素问·生气通天论》曰："阳气者，精则养神，柔则养筋，开阖不得，寒气从之，乃生大偻。"《诸病源候论·背偻候》说："肝主筋而藏血。血为阴，气为阳。阳气，精则养神，柔则养筋。阴阳合同，则血气调适，共相荣养也，邪不能伤。若虚，则受风，风寒搏于脊膂之筋，冷则挛急，故令背偻。"背偻又称伛偻、大偻，俗称驼背，纵观强直性脊柱炎患者，不仅可见腰、骶、胯疼痛，僵直，不舒，继则沿脊柱由下而上渐及胸椎、颈椎，或见生理弯度消失，僵直如柱，仰俯不能，或见腰弯、背突、颈重、肩随，形体羸弱等临床表现，甚者还可见"脊以代头，尻以代踵"之征象。

徐玲老师结合自己多年临床经验指出，强直性脊柱炎是由于感受风、寒、湿邪或湿热阻滞经络，痹痛日久不愈，筋脉失养，则关节屈伸不利，督脉虚而精髓不充则易受外邪侵袭，阻滞经脉气血，致生理之液停聚而为痰瘀，或脾虚不运而生湿痰，痰饮流注脊柱、四肢关节，使脊柱四肢关节出现肿胀疼痛，漫肿肤色不变，若痰浊瘀血久积不去，则出现脊柱四肢关节僵直、变形而形成驼背畸形。此病的病因病机为本虚标实证。《医学金鉴》云："天癸，及父母所赋，故男子以精为天。"肾主先天，即父母所赋，本病好发于年轻男性，正是肾精盛旺之时，故与先天不足有关。

强直性脊柱炎患者因先天禀赋不足，肾中所藏先天之精匮乏则成为本病发生的内因。再感受风寒湿热之邪深侵肾督，阻滞经络，痹痛日久，筋脉失养，使关节固定，不能屈伸。督脉行于脊背通于肾，总督一身诸阳，督脉受邪则阳气开阖不得，布化失司。肾藏精主骨生髓，肾受邪则骨失濡泽，且不能养肝荣筋，血海不足，冲任失调，脊背腰髋失于荣养，加之寒凝脉涩，必致筋脉拘急，脊柱僵曲则生此病。或因久居湿热之域及素嗜辛辣伤脾蕴湿，化热交结，湿热之邪乘虚入侵，痹阻肾督，阳气布化失司，阴精营荣失职，湿热蕴结，伤骨则痹痛僵曲，强直而不遂，损筋则"软短"，"驰长"而不用，损肉则肉削倦怠，形体尪羸，亦可生此病。或因肾督虚，邪气实，寒邪久郁，或长期过用温肾助阳药后阳气骤旺，致邪气从阳化热，热盛伤阴，营荣乏源，筋脉挛废，骨痹痛僵，而产生此病。

《类经·脉象论》指出："人之未生则此气蕴于父母，是为先天之气……人之既生，则此气化于吾身。"人之生命源于肾精化生的天癸之气，先天禀赋不足，则其人肾精亏虚，髓少骨不坚，督脉脊骨失养，外邪易侵而致病。现代医学认为该病与遗传基因有关。

综上所述，强直性脊柱炎的发病系由肾督亏虚，阳气不足为其内因，风、寒、湿之邪深侵为其外因，内外合邪所致。临床中可见此病病情变化复杂，不仅肾督病变，还会波及肝、脾、肺、心、胃肠、膀胱等其他脏腑病变，殃及目、耳、口、二阴等窍。正如《诸病源候论·腰痛不得俯仰候》所说："肾主腰、脚，而三阴三阳、十二经、八脉，有贯肾络于腰脊者，劳损于肾，动伤于经络，又为风冷所侵，血气击搏，故腰痛也。"

二、强直性脊柱炎的中西医结合治疗（取百家之长）

强直性脊柱炎是一种慢性疾病，一旦患病，将终生伴随，徐玲老师经过近50年的临床观察及治疗经验总结，认为此病采用中西医结合治疗可达到取长补短的作用，既减少了西药的毒副作用，同时又达到控制病情的目的。

由于该病发病机制不详，目前尚缺乏确切有效的治疗方法。但是，在及早确诊的情况下，如能得到比较及时合理的治疗，是可以缓解和改善此病的症状发展及预后的，大多数患者经过及时合理的治疗一般能够维持正常的生活和工作，严重脊柱和关节畸形而影响生活和工作的仅占少数。

目前，该病治疗目的主要在于：①缓解症状，控制病情活动，减慢病情进展。②防止脊柱、关节的畸形，保持关节的最佳功能位。③尽量避免药物引起的其他不良反应。

临床上西医常用药物多采用以下四大类：①非甾体抗炎药。②慢作用抗风湿药。③糖皮质激素。④生物制剂。

1. 非甾体抗炎药

是指一类具有大致相同的作用机制，而非糖皮质激素，具有抗炎、解热、镇痛作用的药物。该类药物虽然不能影响强直性脊柱炎的自然发展病程，但是可以迅速改善患者的脊柱关节疼痛、僵硬等症状，从而打破疼痛产生的恶性循环，起效快，效果明显，无论对于早期或中晚期的患者，改善症状的治疗都应该是首先考虑选择的。

此类药物的作用机制主要是通过抑制环氧化酶的活动，使花生四烯酸不能被环氧化酶氧化成前列腺素，从而起到抗炎、解热、镇痛作用。临床上常用的有双氯芬酸、萘普生、美洛昔康、尼美舒利、舒林酸等。此类药物较常见的副作用是胃肠道不良反应，患者服后出现腹胀、胃痛、恶心、纳差，严重的可出现消化道溃疡或出血。所以，一般疗程在3个月左右，症状缓解后逐渐减量至停药。

2. 慢作用抗风湿药

也称改善病情药物。此类药物可以影响疾病的基本病程，具有改善病情和延缓病情进展的作用。此类药物不能使已经受损的关节恢复正常，因此，该类药物应尽早应用，以达到减缓和防止脊柱、关节受损的目的，常用药物有柳氮磺胺吡啶片、甲氨蝶呤、来氟米特、雷公藤、青风藤等。

3. 糖皮质激素

它能快速有效地抗炎、消肿。对于病情急进性进展的，合并有虹睫炎、肺纤维化的患者可考虑适量应用。但是糖皮质激素不能延缓强直性脊柱炎的发展进程，且有很多副作用。长期使用可出现肾上腺皮质功能亢进症、消化性溃疡、骨质疏松、无菌性骨坏死、高血压、糖尿病等不良反应。因此，徐玲老师一般不主张应用此类药物，尤其不应该长期大量使用。

4. 生物制剂

生物制剂具有抗炎及防止骨破坏，能快速消炎、止痛、消肿的作用，而且远期效果也不错。一些长期使用的患者，有可能会造成感染，尤其是结核感染的情况，还可能会导致淋巴系统肿瘤患病率的增加，而且价格比较昂贵，所以很多患者在临床上难以坚持规律的应用。

中医对此病的认识大多数认同为肾督亏虚是强直性脊柱炎的基本病因病机。纵观现代国内中医专家对本病的认识，徐玲老师指出有以下几种论点可以在临证时借鉴及引用。

如王为兰教授认为：①对本病的病因病机论述如下：肾藏精，

主骨生髓，肾精的盛衰关系着骨的生长发育和骨的坚强脆弱。肾精的来源是受之于父母，秉生而来，《灵枢·本神》曰："故生之来谓之精。"又是受后天水谷之精的补充，即"受五脏六腑之精而藏之"。肾虚一方面是先天禀赋不足，另一方面是后天失于调养。王老认为先天不足是本病发病的内在因素，六淫、七情、创伤、虫蚀、兽害仅是诱因。强直性脊柱炎的病因就是肾气、肾精虚亏。或是禀赋不足，或称先天虚损，先天遗传，或是后天失于调养，五脏六腑、气血均虚，导致肾气、肾精亏虚。督脉行于脊中，总督一身之阳，为肾之精的通路，肾之精充养骨髓，补益心脑，温煦气化，必通行此脉，此脉一通，百脉皆通。反之督脉为病，则出现经脉所行部位受病的临床表现。体内痰、瘀、湿、浊着于督脉，阻于络，流注脊柱，充塞关节，深入脊髓，由浅入深，从轻到重，终致强直。

徐玲老师吸百家之长，结合自己几十年的经验，对本病有其独到的见解。认为本病的特点是先天禀赋不足，肾督亏虚，正气虚弱，卫外不固，风、寒、湿、热、痰、瘀等邪气侵袭，阻于经脉而致病。治疗宜标本同治，应在益肾壮督、强骨的基础上祛风除湿，清热化痰，除瘀止痛等，若片面强调腰髋疼痛，强直而专司攻邪通络，则适得其反，欲速则不达，只有在大力扶正的基础上攻逐痰浊瘀血方可奏效。具体治疗可按内治法、外治法分别论述如下：

1. 中医内治法

徐玲老师临床上多采用独活寄生汤加减治疗，方中适当加大了益气血、补肝肾、强筋骨药物的剂量，处方如下：独活、桑寄生、川断、秦艽、当归、川芎各12g，青风藤30g，党参15g，茯苓12g，杜仲、川牛膝各15g，狗脊、生薏苡仁、白芍各20g，甘草6g，偏寒湿加制附子9g，细辛3g，偏湿热加苍术12g，黄柏9g。方中独活、青风藤祛风除湿，活血通络；党参、茯苓补气健脾；桑寄生、杜仲、牛膝祛风湿兼补肝肾；当归、川芎、白芍养血又活血；川断、狗脊补肝肾强筋骨；秦艽祛风湿而舒筋骨；生薏苡仁利水渗湿舒展筋脉；甘草调和诸药。全方共达扶正祛邪，标本兼顾之功，可使机体气血充盈而风湿得除，肝肾强、腰脊壮而痛痹得愈。

2. 中医外治法

强直性脊柱炎是一慢性迁延性疾病，许多患者长期内服药可能会出现脾胃不适，甚则引发肝肾功能异常等不良反应。所以，徐玲老师在应用中医内治法治疗的同时，常常配合外治法以达到内外同治，增加疗效，减少副作用的目的。

1）中药热敷疗法

徐玲老师集多年临床经验研制出我院院内外用擦剂"消肿止痛液"，在临床中运用取得满意疗效，适用于寒性痹证或寒热表现不明显的痹证（目前正在临床观察之中）。治疗方法：用纱布垫充分浸润药物后，敷于患处，再用 TDP 照射 20～30min，每日 1 次，10 次为 1 个疗程。

2）针灸疗法

经络系统是人体重要的组成部分，通过经络系统将人体五脏六腑，四肢百骸，五官九窍，皮肉筋骨等全身组织器官连接成一个有机的整体。针灸治疗具有调和阴阳，疏通经络，扶正祛邪的作用。针刺疗法是用针具刺激人体的一定部位，运用各种手法激发经气，疏通经络，以调整人体功能，治疗疾病的方法。灸法则是以艾绒制成的各种灸具为燃料，烧灼、熏灼或刺激体表的一定部位，借灸火的热力给人体温热的刺激，通过经络和腧穴的作用，以温通气血消瘀散结，扶阳固脱，引热外行，达到治病和保健的目的。

针刺方法：徐玲老师多指导我们选用30～32号，长度以1.5～2.5寸为宜的不锈钢毫针。针刺的深度与角度以取穴部位而定，腰椎、腹部、四肢可直刺，颈项、侧胸及背部的腧穴可斜刺。针刺深度一般为1～1.5寸，且强调得气与气至的重要性，通过捻转提插手法使之"得气"，医者手下应有沉紧的感觉，患者会出现酸、麻、困、胀、重或是沿某一方向传导的气至感觉。每次一般选4～6个腧穴加上剪好的艾条段（长2cm左右）点燃，起到温针灸的作用，每次 1~2 壮为益。

针刺补泻配方：对于寒症、阳虚证，针用补法，宜深刺留针，加灸疗；阴虚者单用针刺；热症，针用泻法，浅刺，热甚者，可大椎叩刺放血并拔罐。

处方：取督脉、华佗夹脊、足太阳膀胱经穴为主，配足少阴肾经穴、阿是穴。

随证配穴：

（1）行痹：风池、大椎、膈俞、血海。

（2）痛痹：肾俞、关元、大椎、风门。

（3）着痹：大椎、膈俞、脾俞、足三里、阴陵泉。

（4）关节红肿疼痛：大椎、曲池、合谷。

（5）腰痛剧烈：委中、命门。

（6）肌肤麻木：局部取穴，梅花针叩打。

（7）颈部：大椎、颈夹脊、后溪。

（8）肩部：肩髃、肩髎、臑俞、后溪。

（9）肘部：曲池、合谷、手三里、外关。

（10）腕部：阳池、阳溪、外关、腕骨。

（11）手指：合谷透后溪、八邪、十宣。

（12）骶髂关节痛：八髎、秩边。

（13）臀部及大腿：环跳、秩边、承扶、阳陵泉。

（14）膝部：犊鼻、血海、梁丘、膝阳关。

（15）踝部：太溪、解溪、悬钟、申脉、照海。

（16）足跟部：太溪、申脉。

（17）胸部：内关、列缺。

（18）肋部：支沟、太冲、阳陵泉。

方义：此病主要侵犯脊椎，以肾督虚寒为多见，故取督脉及夹脊穴、足太阳膀胱经穴、肾经穴为主，以振奋阳气，驱除风、寒、湿、热、痰、瘀之邪，疏通经络，活血化瘀，夹脊穴和阿是穴以及局部取穴，有疏通局部经脉气血的作用，即"穴之所在，主治所及"。而针对行痹为主时所取的风池、大椎、膈俞、血海等穴，其方义在于：风池属胆经与阳维脉交会穴，阳维主一身之表，大椎属督脉，为诸阳经交穴，督脉总督一身之阳，故两穴相配，可祛风散寒。膈俞为血之会，配血海可活血散瘀以祛风，以达治风先治血，血行风自灭之效果。而针对痛痹为主时所取的肾俞、关元、大椎、风门诸穴，其方义在于：肾俞、关元皆为补肾壮阳的要穴，两穴配伍可温阳散寒，理气止痛。大椎可振奋阳气而祛寒，风门功专散风，诸穴相和可达温经散寒，祛风除湿之功效。而针对着痹为主时所取的大椎、膈俞、脾俞、足三里、阴陵泉诸穴，其方义在于：大椎可祛风散寒，膈俞活血以通络，阴陵泉、三阴交、足三里、脾俞健脾除湿，通络止痛。

此外，《灵枢·官能》所说："针所不为，灸之所宜。"温针灸是一种简而易行的针灸并用的方法，其艾绒燃烧后的热力可通过针身传入体内，使其发挥针和灸的作用，达到治疗的目的。拔罐疗法：拔罐疗法是以罐作为工具，用燃烧的方法使罐内形成负压，使之紧紧吸附穴位或应拔部位的体表，造成被拔部位皮肤充血或瘀血而达到治疗疾病的目的。拔罐法具有通经活络，行气活血，消肿止痛，祛风散寒的作用。现代研究认为，拔罐后通过负压使局部的毛细血管通透性发生变化以及毛细血管破裂，少量血液进入组织间隙，从而出现瘀血现象。对机体产生一种良性刺激，促使功能恢复正常。拔罐对局部皮肤有温热刺激作用，温热刺激能使血管扩张，促进以局部为主的血液循环，改善充血状态，加强新陈代谢，使体内的废物、毒素加速排出，改变局部组织的营养状态，增强血管壁通透性，增强白细胞和网状细胞的吞噬力，增强局部耐受性和机体的抵抗力，从而达到促使疾病好转的目的。拔罐还具有调节作用，它是建立在负压和温热作用的基础上的。首先是对神经系统的调节作用。拔罐时的负压刺激和温热刺激，通过皮肤感受器和血管感受器的反射途经传到中枢神经系统，从而产生反射性兴奋，借此调节大脑皮层的兴奋与抑制过程，使之趋于平衡。其次是调节微循环，提高新陈代谢。强直性脊柱炎的患者多出现腰背的僵硬疼痛，故在临床上我们多采用走罐法，沿着督脉膀胱经来回游走，至皮肤潮红，隔日1次。走罐法具有与按摩疗法、保健刮痧疗法相似的效应，可以改善皮肤的呼吸和营养，有利于汗腺和皮脂腺的分泌，对关节、肌腱可增强弹性和活动性，促进周围血液循环。对于四肢部位的病变，采用坐罐疗法。针刺得气后，留针时，以针为中心拔罐，待皮肤潮红、充血或瘀血时，起罐起针，可起到针罐配合的作用。

穴位注射法是将药液注入穴位以治疗疾病的方法，又称"水针"。我们一般选穴是阿是穴，选择部位一般选肌肉较丰满处的穴位。药物为当归注射液或祖师麻注射液，隔日治疗1次，6～10次为1个疗程，1个疗程后休息1周。

三、徐玲老师治疗强直性脊柱炎典型病例

患者，严某，男，24岁，学生，2004年11月21日初诊。患者以"双膝、左踝、右髋部游走性疼痛2年，加重1月余"为主诉来诊。患者2002年冬不明原因出现双膝关节肿痛，以左膝为重，在当地医院诊为"急性滑膜炎"，给予青霉素800万U＋地塞米松10mg静点，每日1次，共治疗7d，症状逐渐减轻，后改为应用肌注长效青霉素3个月，症状基本消失而停止治疗。以后经常不明原因出现双膝、左踝、右髋部间断性疼痛，曾在多家医院就诊未明确诊断。2004年10月症状再次加重，且渐行走困难，而来我院要求诊治，患者发病以来偶有发热症状，无盗汗，无眼炎，足跟痛，纳可，二便调。查体：T36.9℃，P80次/min，R20次/min，Bp 130/80mmHg，跛行进入门诊，心肺腹（－），脊柱无畸形，左膝浮髌试验（＋），右膝（－），左踝关节无肿胀，压痛（＋），右髋关节外展活动轻受限，左髋关节正常，Schober 5cm，手地距31cm，臀地距28cm，双"4"字试验（±），双骶髂关节叩击痛（＋），舌红苔黄腻，脉弦滑。骨盆X光片示：双骶髂关节间隙变窄，密度增

加，关节面毛糙，有囊状改变。血沉：38mm/h，血、尿常规
（－），肝肾功（－）。徐玲老师根据患者症状体征及实验室检查，
经审证求因，辨证辨病后其中医诊断为"大偻"，证属肝肾亏虚、
湿热阻络。西医诊断为强直性脊柱炎。给予清热除湿，补益肝肾，
方选独活寄生汤加减治疗。处方：独活 12g，桑寄生 9g，川断 12g，
秦艽 9g，当归 12g，川芎 12g，青风藤 20g，忍冬藤 12g，杜仲 20g，
川牛膝 15g，狗脊 20g，党参 12g，苍术 12g，黄柏 9g，延胡索 6g，
甘草 6g。上方 5 剂，1 剂/d，水煎服，配合外用擦剂"消肿止痛
液"外治。5d 后复诊，患者左膝关节疼痛较前减轻，左膝浮髌试
验（±），舌暗红苔白，脉弦滑，前方减黄柏为 6g。加入丹皮 9g，
丹参 15g 加强通络。10 剂，配合中药擦剂外治，并教患者进行适当
的功能锻炼。10d 后复诊，患者诸证均明显减轻，左膝关节疼痛偶
作，浮髌试验（－），左踝、右髋部疼痛消失，舌暗红苔薄白，脉
弦细。徐玲老师根据患者症状体征，提出下一步诊治巩固疗效方
案，认为患者此时肝肾偏弱，经脉瘀阻未除，治宜补肝肾、通络化
瘀。处方：独活 12g，桑寄生 9g，青风藤 30g，川断 9g，杜仲 12g，
狗脊 20g，秦艽 9g，石斛 12g，丹皮 9g，丹参 15g，生薏苡仁 20g。
10 剂，1 剂/d，水煎服，其他外治同前。10d 后复诊，患者各关节
症状完全消失，双膝、踝关节活动正常，临床治愈。嘱其定期门诊
复查，坚持功能锻炼，平时注意预防感冒及腹泻。随访 1 年未见复
发。如此等等，徐玲老师通过内外治并举、体疗配合，达到了最佳的
治疗效果，使诸多患者及早解除了疾苦，开始了新的工作和学习生活。

四、心理疗法与体育锻炼

　　风湿病作为一种慢性疾病，其发病过程对个人、家庭、社会都
会造成很大的影响。由于疾病对生理上的改变，外观受损，功能的
减退，长期治疗和检查的痛苦以及造成病人社交活动的减少，职业
上的限制等因素，对患者心理有很大的冲击。几乎所有的风湿病病
人在心理上都会造成不同程度的失落感。而患者情绪的波动对疾病

的恢复不利。因此，徐玲老师指出进行正确的心理疗法，可使患者能正确对待疾病，有战胜疾病的信心，而且对如何服药，如何锻炼等有了正确的看法，利于患者的康复。首先，要通过交谈，审其忧苦，解其郁结，达到情调志悦的目的。应向病人讲明心理健康对疾病的治疗有积极的作用，而忧愁、伤心的情绪对人体的免疫功能有很大的影响，影响疾病的康复。其次，争取亲属积极配合，一个和谐美满的家庭给予患者无微不至的关怀和周到的照顾，将能给患者带来心灵上的安抚和对疾病康复的希望，从而病人情绪稳定，减轻思想上的苦闷，有利于病情的观察和心理活动的分析，从而采取不同的心理护理方法，以恢复患者失调的心理、生理功能，可以增加疗效，促使病情好转。

强直性脊柱炎体育锻炼的目的是：①维持患者的脊柱正常生理弯曲，防止畸形。②保持及恢复四肢关节的灵活性，防止关节强直。③维护良好的胸廓活动度，避免呼吸功能受影响。④防止及减轻肌肉因肢体强直疼痛而导致的失用性萎缩。⑤维持骨密度及骨强度，防止骨质疏松。⑥通过适当运动使患者保持良好的心理状态，增强抗病的信心。

强直性脊柱炎其病变累及的关节较广泛，其中以脊柱的颈、胸、腰椎等中轴关节，下肢髋、膝关节活动受限，胸廓活动受限影响呼吸功能等对日常生活造成严重影响。部分患者不能完成下蹲、穿袜、转头等简单动作。晚期患者因脊柱后凸畸形，髋、膝关节强直还可造成行走困难，不能平卧、坐下，甚至因驼背、颈项僵直不能抬头见天日，以至在青壮年就丧失劳动能力，生活无法自理，给家庭和社会造成了极大的负担。研究表明髋关节及颈椎的功能状态是评价患者生活能力，生活质量，预后的敏感指标；胸廓活动度则决定了长期患病者的肺顺应性，患者有可能因肺顺应性的降低而影响寿命。在治疗中维持患者的关节功能，提高患者生活质量，降低致残率极为重要。

近年来随着对本病认识的提高，体育疗法在保持恢复患者关节功能，防止关节畸形，防止骨质疏松，降低致残率等方面的作用已被许多研究证实并逐渐得到重视。目前提倡的治疗手段宜采用综合疗法，而体育疗法是重要的不可缺少的治疗方法之一。

体育疗法的作用已在动物实验及临床上得到证实，主要作用机制有以下几点：①运动能牵伸关节囊及韧带，防止其挛缩，恢复或改善关节活动范围，并能促进关节内滑液的分泌与循环，预防关节粘连。②运动能使肌肉收缩，促进血液循环，利于血钙向骨内输送，并促进淋巴液回流，减轻水肿与粘连，同时肌肉收缩产生的生物电有助于钙离子沉积于骨骼，防止骨骼脱钙。③运动能使肌纤维增粗，萎缩肌肉逐渐肥大，使肌力和耐力得到增强和恢复。同时进行积极主动的医疗体育锻炼，可以调整和缓解患者忧郁、焦虑的消极心理，增强患者的康复信心。

在我国体育疗法有着悠久的历史，早在战国时期的《黄帝内经》中有气功、导引、体育等康复方法的记载，并倡导综合治疗。《吕氏春秋·尽数》从导引运动的角度提出："流水不腐，户枢不蠹，动也。形气亦然，形不动则经不流，经不流则气郁。"说明人体就像流水和户枢一样，需要经常运动才能使经气运行通畅。强直性脊柱炎在祖国医学中属于痹证范畴以关节疼痛，僵硬，屈伸受限为主要特点，祖国医学认为"痛则不通，通则不痛"，凡是疼痛皆因经络阻滞，气血运行不畅而致。运动可以使人体气血流通，经络通畅，减轻疼痛，使关节活动灵活，因此，体育疗法对本病有良好的辅助治疗作用。徐玲老师在临床应用医药治疗的同时，还指导患者进行以下几种功能锻炼：

（1）太极拳。

徐玲老师指出该拳法是我国传统文化的重要组成部分。其练身、练意、练气三者结合，静所以养脑力，动所以活气血，内外兼顾，身心交修，最终达到"阴平阳秘"的状态。太极拳的动作舒展大方、缓慢柔和、刚柔相济，是人们优秀的健身运动，对健身养生有着特殊的功效。太极拳以意念引导动作，符合人体的生理保健要求，能促进人体的新陈代谢，还能对人的心情进行调节。在神意和心情上平静、自然、神舒体松，有益于身体康健。太极拳的特点和其他运动的区别就是身体放松、心静，身心完全沉浸在运动中，使大脑和身体、心理得到安静和平衡。消除头脑的紧张、忧愁、恐惧，摆脱病态心理，可以对人们身心进行调节，使心情愉快、心情平静，提高免疫力，增强体质。现代研究表明练习太极拳对中枢神经系统有良好的影响，并能改善血液循环，改善消化和新陈代谢过程。太极拳适用于各种人体慢性疾病的康复，对关节炎、腰背痛、腰肌劳损、神经衰弱多种内脏疾患等都有良好的疗效，是一项老少皆宜的养生、保健运动。

（2）医疗保健操。

它集中了我国导引术、按摩学、养生学、气功、针灸、穴位等医学原理、方法，继承和发展了祖国医学的经络、脏腑等基本理论，吸收了现代医学、解剖学、生物学、康复医学等基本理论和长期实践的精华，积累了大量的实践经验而发展起来的一种保健操。它能调整全身各器官，疏通脉络，促进血液循环，加强新陈代谢，松懈和改善肩带、肘腕、膝盖、肢体等关节和软组织的活动，避免粘连和痉挛。通过按摩穴位，从头部、腹部、腿部一直到脚部进行四肢与躯干有节奏地全面活动，能全面提高神经、体液的调节功能，增强大脑和内脏、器官的活动能力，全面增强体质，增强免疫力。对于运动系统等方面的多种慢性疾病有健体强身，保健康复的功能。

（3）瑜伽。

通过练习瑜伽功可以重新调整人体的身体机能，使肌肉与骨骼得到彻底的平衡放松，增加了身体的柔韧性和忍耐力，对各关节的活动功能有促进作用。

五、强直性脊柱炎治疗体会

1. 辨证论治贯穿治疗始终

辨证论治是运用中医的理论和诊疗方法来检查诊断疾病，观察分析疾病，治疗处理疾病的原则和方法。疾病的临床症状是多样而复杂的，又是不断在变化的，因此，要正确认识疾病，就必须从病因病位、病程等多方面进行全面的了解。病因除了六淫、七情、饮食劳倦等通常的致病原因以外，还包括疾病过程中产生的某些癥结，如气郁、瘀血、痰饮、虚火等。例如，患者诉腰背痛，单就这一症状，不能得出辨证的结果，上述症状在多种疾病中均可出现，这时你需询问患者是否有腹股沟和下肢酸痛不适，或不对称性外周寡关节炎，尤其是下肢寡关节炎，持续多长时间？晨起有无腰背僵硬疼痛症状？或是否有夜间疼痛症状？活动后是否可以缓解？有无足跟痛或其他肌腱附着点痛？是否有眼部病变如虹膜睫状体炎、葡萄膜炎等，由此而推断是否为强直性脊柱炎或腰肌劳损引起的腰痛。

2. 四诊合参，全面了解病情

四诊，就是望、闻、问、切。诊断必须做到四者具备，才能见病知源。不能错误地把四者割裂开来理解，病人的发病经过，痛苦所在，过去患过什么病，经过什么治疗，治疗效果如何，目前最痛苦为何等资料的搜集，必须进行问诊。病人的声音气味有什么变化，必须进行闻诊。病人神色形态有哪些变化，必须进行望诊。病人的脉象和肢体有什么异常，必须进行切诊。疾病是复杂而多变的，症、候的显现有真象也有假象，有的假在脉上，有的假在症上，故诊法有"舍脉从症"和"舍症从脉"的理论。如果四诊不全，便得不到病人全面的、详细的资料，辨证就欠准确，甚至发生错误。例如有的患者诉全身关节怕冷，遇冷加重，关节酸困疼痛，但观察舌暗红苔黄厚腻，脉弦滑数，治疗则考虑为瘀血阻滞经络，阳气不能疏布于外故患者感全身关节怕冷，阳气内郁化热故出现舌暗红苔黄厚腻，脉弦滑数之症象，治宜化瘀通络，清热利湿，待湿热清除再治以通经活络，强筋利骨。又如长期服激素的患者，舌苔往往出现白厚腻等一派实证之象，临床治疗中如果以"实则泻之"之法治疗则效不佳，若给予"补脾胃，运水湿"治疗，经常达到奇效。

3. 顾护脾胃，调养后天之本

《素问·灵兰秘典论》曰："脾胃者，仓廪之官，五味出焉。"脾居中央，禀气于胃，而浇灌四旁，为人体气机升降之枢纽，生理活动之中心。正如李东垣所说脾胃有病则"五脏六腑、十二经、十五络、四肢皆不得营卫之气，而百病生焉"。在风湿病治疗中，脾胃健运相当重要，脾胃健则外湿不受而内湿不生，诸邪难以停滞，中土健运，有利于饮食水谷精微吸收，也有利于药物发挥作用，而增强体质缩短病程。在风湿病中，湿邪重浊腻滞，易犯脾胃，而脾失健运又致湿浊内生。湿邪最易与其他外邪相合为病，致病程缠绵难愈，百证丛生。强直性脊柱炎的发病虽然肾督亏虚为发病内因，但肾虚日久，病变必累及于脾胃。肾藏精，生髓，主骨，为先天之本，主藏五脏之精气。脾藏血生精，主肌肉，四肢，为后天之本。输水谷之精微以养五脏，先天之精靠后天水谷滋养，脾气运化也依赖肾阳的温煦，二者在生理上相互资生，相互制约，病理上也会相互转变。临床可见病久患者出现纳呆、便溏、消瘦、倦怠乏力等脾虚之证候，加之此病缠绵难愈，需长期服药，尤其是长期服非甾体消炎药的患者大多都伴有胃痛、胃胀、恶心、纳差等症状，故徐玲老师在治疗中强调调养脾胃，顾护后天之本。治疗中既不能过用辛燥之药克伐脾胃之气，亦不能单用滋腻之药滞中碍胃，中土健旺，既可化生精微，填髓壮骨，抵御外邪，也有利于药物和饮食的吸收，使外湿不侵，内湿不生，特别是对于病程长的患者，对症治疗从脾胃入手，可收到事半功倍的效果。

4. 治疗慢性病不能急于求成

徐玲老师认为风湿病多为疑难杂症，病程长，迁延难愈。正气不足，邪气尚留，或虚实夹杂或寒热并见，且不可用药过猛以图一时之效，要做到"治内伤如相，贵在圆通"，理法方药丝丝入扣，"安全有效"四字铭记心头，体现了她治疗难症的组方特色，即方正、效稳，以稳健著称。她还强调一旦认准疾病，定要锲而不舍，守法守方勿轻易改弦更张。只有在证候病机转变之后，方可另立法方。在风湿病中，很多疾病可以侵犯肾脏，如类风湿关节炎、系统性红斑狼疮、皮肌炎、强直性脊柱炎等，也有因长期服药导致药源性肾功能不全的。治疗中，重视温运脾肾，利水降浊并用。常选用西洋参、附片、白芍、白术、茯苓、泽泻、黄连、苏叶、虎杖化裁。对一些峻猛逐下以及有毒之剂要慎重，如大戟、芫花、甘遂、商陆等。同时对于大温大补亦须慎用，如鹿茸、附子、肉桂、干姜等。治疗中徐玲老师还强调要准确把握正邪的关系，特别是正虚邪实比较明显的疾病。如慢性肾衰，在病情稳定时应以扶正为主，但也要兼顾祛邪，在邪实突出时，则当以祛邪为首务。慢性肾衰的邪实，在多数情况下是属于可逆性的加剧因素，如湿热、水湿、风寒、风热等，积极控制这些可逆性因素，常可以使病情转危为安，趋于稳定。

5. 活血化瘀，通经活络

强直性脊柱炎发病内因为肾虚督寒，寒湿之阴邪，易伤阳气，可致寒邪内生，再感受风寒湿邪，内外交错，可致寒凝血瘀阻络。寒邪瘀久化热或感受湿热之邪，热为阳邪，易伤津耗血，而致血凝血瘀阻络。风湿病多迁延难愈，病久多虚、多瘀，我们在临床做血流变及甲皱微循环时发现，强直性脊柱炎患者存在微循环障碍，血液呈高凝状态。因此，在治疗中不能忽视活血化瘀，用药常选桃仁、红花、鸡血藤、丹参、丹皮等。

6. 治疗中注意补肝肾，强筋骨

中医认为肾主骨，生髓，藏精。肝主筋，藏血。筋骨既赖肝肾精血的充养，又赖肾阳之温煦，肝肾精亏，肾阳虚弱，不能滋养温煦筋骨，使筋挛骨弱而留邪不去，痰浊瘀血逐渐形成，遂致痹病迁延不愈，甚或关节变形。现代研究发现即使早期强直性脊柱炎的患者也会出现骨质疏松，故在治疗中补肝肾，强筋骨要贯穿治疗始终。临床用药常选山药、山茱萸、仙茅、淫羊藿、狗脊、杜仲、赤白芍、骨碎补、熟地。

7. 强调中西医相结合，取长补短

强直性脊柱炎是一种慢性进展性疾病，在疾病活动期仅用中药往往只能缓解症状而无法缓解病情，这时就不能墨守成规，要大胆地选用缓解病情药物，如柳氮磺吡啶片、甲氨蝶呤等，病情平稳后再逐渐减少西药，用中药进行全面调整。同时，使用甲氨蝶呤等药物后可使人体免疫力下降，按中医讲有伤正气的副作用，我们在临床上使用这些药物时，可辨证地给予中药服用，如我们常选黄芪、党参、白术、薏苡仁、当归、鸡血藤等药物补气，补血，健脾，利湿，可增强患者的抗病力，减少复发机会，使病情逐渐得到缓解。

8. 内外治相结合，快速缓解症状，减少药物副作用

强直性脊柱炎患者由于长期服药，许多患者伴有慢性胃炎、溃疡病等。在治疗中，我们除了采用内服药外，还采用多种外治手段。如徐玲老师研制的院内制剂"消肿止痛液"外擦、中药熏蒸、中药外洗、针灸、拔罐等，可迅速改善疼痛、肿胀症状，打破疼痛的恶性循环，使患者不致因疼痛而不敢锻炼，从而改善了患者因疼痛不敢运动引发的肌肉失用性萎缩、骨骼失用性骨质疏松、肌腱挛缩、关节功能丧失等，重新形成良性循环，运动促使血液循环加快，机体的代谢产物及炎症刺激物得到快速排除，疼痛、肿胀减轻，疾病得到良好地控制。正如孙思邈所言："良医之道，必先诊脉处方，辅以针灸，内外相挟，病必当愈。"由于外治的使用，非甾体消炎药的用量减少，患者的不良反应也相应减少。

9. 利用现代医学检测方法，防止漏诊、误诊

强直性脊柱炎一般起病比较隐匿，早期可无任何临床症状，有些病人在早期可表现出轻度的全身症状，如乏力，消瘦，长期或间断低热，厌食，轻度贫血等，由于病情较轻，病人大多不能及时到专科就诊，以至不能早期发现，致使病情延误，失去最佳治疗时机。部分病人初期临床表现颇似急性风湿热，或出现大关节肿痛，或伴有长期低热，体重减轻，以高热和外周关节急性炎症为首发症状的也不少见，此类病人多见于青少年，也容易被长期误诊，需做

血沉、抗"O"化验。个别病人初期类似结核病，表现为低热，盗汗，虚弱，乏力，体重减轻，贫血，有时伴有单侧髋关节炎症，易被误诊为结核病，需做相关检查。出现这种情况时，如果以结核治疗无效，而病人对吲哚美辛（消炎痛）等非甾体抗炎药反应良好，应考虑到强直性脊柱炎的可能。有些病人在偶然的一次外伤，受凉或受潮，消化道或呼吸道感染之后，随即发病，如果当时不能确诊，也应密切观察，详细询问病史，定期随访，以期早期诊断，及时治疗。本病有明显的家庭聚集倾向，因此对强直性脊柱炎患者的血亲或子女应高度警惕。特别是年轻男性出现以膝、踝下肢关节游走性肿痛为首发症状，而无典型中轴关节病变，却有家族史者，力争早期诊断，及早做 HLA – B27、骨盆正位 X 片或骶髂关节 CT，甚至骶髂关节 MRI 检查。

10. 护理指导

护理指导是患者治疗当中不可缺少的一部分，本病病程缠绵难愈，患者需经常与药物为伴，尤其是年轻晚期患者，身心受到极大痛苦，病人的精神情绪经常会随着病情的进退而变化，使病变不易控制，所以，在治疗疾病的同时，还要对患者的护理工作引起重视，它对疾病的恢复起到至关重要的作用。

（1）心理护理。经常与患者进行交流，掌握他们的心理状态，让患者对自己所患疾病有所了解，了解治疗用药可能出现的副作用及处理办法，变患者被动接受治疗为主动配合医生治疗，从而使治疗不中断，病情得到控制。

（2）饮食护理。饮食是人类机能活动的主要能量来源，合理的饮食可以增加营养，增强人体的抵抗力和免疫力，更好地为治疗创造条件。强直性脊柱炎属于慢性消耗性、全身性免疫性疾病，许多病人可伴有不同程度的体重下降、贫血、乏力等，因此饮食应选择高蛋白，营养丰富，高钙易消化的食品，如牛奶、鸡蛋、鲜鱼、豆制品、虾皮、新鲜的蔬菜水果等。

（3）生活与起居护理。患者要养成良好的生活习惯，注意保暖，每晚可用热水洗脚，以促进下肢血液循环。每天坚持功能锻炼，最好早晨及睡觉前各进行一次关节功能锻炼。平时，行走保持良好的姿势，尽可能挺胸、挺腰、抬头。坚持睡硬板床，平卧低枕，以减轻腰背部的疼痛。

总之，通过中西医药物内服，针灸、中药外治等综合疗法及与其病情相配合的功能锻炼，大部分患者均能收到良好的治疗效果，使病情得到很好的控制，如此可见徐玲老师临床诊疗疾病时的细心与耐心，这些均值得我们好好学习。

徐玲老师不但有渊博的中医理论知识，而且还不断汲取现代医学治疗风湿病的新知识、新疗法，时刻关注中医风湿学在国内外的发展动向，她不但医术精湛、医德高尚，而且淡泊名利，甘为人梯，深得学生尊敬。3 年来，我不断地得到徐玲老师的教诲，她将自己几十年来的经验和学识毫无保留地传授给我们，在此我们对她表示深深的感谢。她高超的医术是我们学习的典范，同时她那急病人所急，想病人所想，一切为了病人的高尚医德，是我们学习的榜样。然其医道精深，难以理解领悟于一刻，有待于学生不断的深入研讨，不断继承，使之得以发扬光大，更好地为患者服务。

第四节　徐玲老师脊里药针治疗强直性脊柱炎的中医理论依据

一、督脉相关理论

（一）督脉的循行部位

1. 督脉正经循行部位

督脉者，起于少腹以下骨中央，女子入系廷孔，其孔，溺孔之端也。其络循阴器，合篡间，绕篡后，别绕臀至少阴，与巨阳中络者，合少阴上股内后廉，贯脊属肾，与太阳起于目内眦，上额，交巅上，入络脑，还出别下项，循肩髆内挟脊抵腰中，入循膂络肾，其男子循茎下至篡，与女子等；其少腹直上者，贯脐中央，上贯心，入喉，上颐环唇，上系两目之下中央。（《素问·骨空论》）

2. 督脉别络循行部位

督脉之别，名曰长强，挟膂上项，散头上，下当肩胛左右，别走太阳，入贯膂。实则脊强，虚则头重，高摇之，挟脊之有过者，取之所别也。（《灵枢·经脉》）

（二）督脉的生理功能

督，有总管、统率的意思。督脉行于背部中央，其脉多次与手足三阳经及阳维脉交会，能总督一身之阳经，故又称为"阳脉之海"。其次，督脉行于脊里，上行入脑，并从脊里分出属肾，它与脑、脊髓和肾有密切的联系。

（三）督脉的病理表现

"督脉为病，脊强反折。"（《素问·骨空论》）"督脉为病，脊强而厥。"（《难经·二十九难》）督脉为病，则出现经脉循行部位受病的临床表现。《灵枢·经脉》："督脉之别，名曰长强，挟膂上项，散头上，下当肩胛左右，别走太阳，入贯膂。实则脊强，虚则头重，高摇之，挟脊之有过者，取之所别也。"所谓实，指邪气实，气血郁滞，寒凝经脉，痰浊阻滞等。所谓虚，乃经脉气血不足，督脉失养。肾之精气不足，督脉空疏而产生内邪作患。即《素问·评热病论》所说的"邪之所凑，其气必虚"，张景岳所说的"至虚之处，便是留邪之所"。痰、瘀、湿、浊着于督脉，阻于孙络，流注脊柱，充塞关节，深入骨节脊髓，由浅入深，从轻到重，终至脊柱强直，驼背以成。《脉经·平奇经八脉病》中有"尺寸俱浮，直上直下，此为督脉。腰背强痛，不能俯仰……"道出督脉为病的特点。

（四）督脉与肾的关系

督脉起于胞中，行于脊里，并从脊里分出属肾，故督脉的充盛亦与肾密切相关。腰为肾之府。督脉有赖肾中阳气充养。肾虚则督脉失养受损，督脉受损，阳气不足，邪气易袭。《医学衷中参西录》说："凡人腰痛，皆脊梁处作痛，此实督脉主之……肾虚者，其督脉必虚……"

督脉与肾的关系是正经与奇经的关系。足少阴肾为十二正经之一，经气充盛有余时，则流注于督脉（奇经八脉之一），蓄以备用；肾经精气不足时，可由督脉溢出，补充肾经。两者相互补充，相互影响。

（五）督脉与强直性脊柱炎

强直性脊柱炎发病部位主要是腰骶部和脊背部，以腰骶部疼痛、僵硬、不适为主要临床表现，其特征性病理改变是韧带附着点炎症。最初从骶髂关节逐渐发展到骨突关节及脊椎关节，随着病变的发展，关节和关节附近有较显著的骨化倾向，早期韧带、纤维环、椎间盘、骨膜和骨小梁为血管和纤维组织侵犯，被肉芽组织取代，导致整个关节破坏和附近骨质硬化，最终发生关节纤维性强直和骨性强直。可见其发病部位是督脉及其别络循行部位。强直性脊柱炎的发病部位是督脉及其别络循行部位。

《素问·脉要精微论》曰："腰者肾之府"，明确指出肾居腰之部位。《素问·骨空论》曰："督脉为病，脊强反折。"《圣济总录》中说："腰者，一身之要，屈伸俯仰无不由之。"因此，肾虚不足所致之痹，或久痹及肾之证，都反映是腰府为病。《素问·痹论》："肾痹者，善胀，尻以代踵，脊以代头。"腰以下为"尻"，指骶髂关节部位。宋代钱乙《小儿药证直诀》中明确指出："尻耳俱属于肾"，说明了尻骨与肾的密切关系，而腰尻之痹是强直性脊柱炎区别于其他痹证的典型特点。

二、脊里针与针灸的关系

（一）经取督脉

AS 病变在脊柱部位，属督脉循行部位。中医学认为"督脉为阳脉之海，统一身阳气"。脊里针治疗 AS 是基于《素问·骨空论》"督脉生病治督脉"的理论。《素问·骨空论》："脊柱为病，首当责之于督脉。督脉生病治督脉，治在骨上，甚者在脐下营。"

（二）深刺督脉腧穴

脊里针深刺督脉脊里达硬膜外腔，常取腰腧、大椎等穴。《针灸大成》记载：腰腧：主腰髋腰脊痛，不得俯仰，温虐汗不出，足痹不仁，伤寒四肢热不已，妇人月水闭，尿赤。大椎：主"气注背膊拘急，颈项强不可回顾"。

徐玲老师治疗强直性脊柱炎典型病例：

患者，王某，男，20 岁，学生。患者以双膝、左踝、右髋部游走性疼痛 2 年，加重 1 月余为主诉来诊。患者 2013 年冬不明原因出现双膝关节肿痛，以左膝为重，在当地医院诊为"急性滑膜炎"，给予青霉素 800 万 U + 地塞米松 10mg 静点，每日 1 次，共治疗 7d，症状逐渐减轻，后改为肌注长效青霉素 3 个月，症状基本消失而停止治疗。以后经常不明原因出现双膝、左踝、右髋部间断性疼痛，曾在多家医院就诊未明确诊断。2014 年 10 月症状再次加重，且渐行走困难，而来我院要求诊治，患者发病以来偶有发热症状，无盗汗，无眼炎，足跟痛，纳可，二便调。查体：T 36.9℃，P 80 次/min，R 20 次/min，Bp 130/80mmHg，跛行进入门诊，心肺腹（-），脊柱无畸形，左膝浮髌试验（+），右膝（-），左踝关节无肿胀，压痛（+），右髋关节外展活动轻受限，左髋关节正常，Schober 试验 5cm，手地距 28cm，臀地距 18 cm，双"4"字试验（±），双骶髂关节叩击痛（+），舌红苔黄腻，脉弦滑。骨盆 X 线片示双骶髂关节间隙变窄，密度增加，关节面毛糙，有囊状改变。血沉48mm/h，血、尿常规（-），肝肾功（-）。徐玲老师根据患者症状体征及实验室检查，经审证求因，辨证辨病后认为：中医诊断为"大偻"。证属肝肾亏虚、湿热阻络。西医诊断为强直性脊柱炎。给予清热除湿，补益肝肾，方选独活寄生汤加减治疗。处方：独活12g，桑寄生9g，川断12g，秦艽9g，当归12g，川芎12g，青风藤20g，忍冬藤12g，杜仲20g，川牛膝15g，狗脊20g，党参12g，苍术12g，黄柏9g，延胡索6g，甘草6g。上方5剂，每日1剂，水煎服，配合外用擦剂"消肿止痛液"外治。5d后复诊，患者左膝关节疼痛较前减轻，左膝浮髌试验（±），舌暗红苔白，脉弦滑，前方减黄柏为6g。加入丹皮9g，丹参15g加强通络。10剂，配合中药擦剂外治，并教患者进行适当的功能锻炼。10d后复诊，患者诸证均明显减轻，左膝关节疼痛偶作，浮髌试验（-），左踝、右髋部疼痛消失，舌暗红苔薄白，脉弦细。徐玲老师根据患者症状体征，提出下一步诊治巩固疗效方案，认为患者此时肝肾偏弱，经脉瘀阻未除，治宜补肝肾、通络化瘀。处方：独活12g，桑寄生9g，青风藤30g，川断9g，杜仲12g，狗脊20g，秦艽9g，石斛12g，丹皮9g，丹参15g，生薏苡仁20g。10剂，每日1剂，水煎服，其他外治同前。10d后复诊，患者各关节症状完全消失，双膝、踝关节活动正常，临床治愈。嘱其定期门诊复查，坚持功能锻炼，平时注意预防感冒及腹泻。随访1年未见复发。如此等等，徐玲老师通过内外治并举、体疗配合，达到了最佳的治疗效果，使诸多患者及早解除了疾苦，开始了新的工作和学习生活。

第五节 涂玲老师治疗骨关节炎的经验

（一）祖国医学对骨关节炎病因的认识

1. 感受外邪

包括风寒湿邪侵袭人体，导致邪气留滞筋骨关节，经络气血运行不畅，而发为骨痹；或者湿热之邪侵袭人体，导致邪气留滞筋骨关节，经络气血运行不畅，从而发为骨痹。

2. 正气亏虚

《黄帝内经》强调"风雨寒热，不得虚，邪不能独伤人""不与风寒湿气合，故不为痹"。《诸病源候论》："痹者，风寒湿三气杂至，合而成痹也……由人体虚，腠理开，风邪在于筋故也。"指出正气亏虚为痹病发生的原因。《素问·逆调论》："肾者水也，而生于骨，肾不生，则髓不能满，故寒甚至骨也……故不能冻栗，病名曰骨痹，是人当挛节也。"指出肾虚髓减是骨痹的病因。

3. 痰瘀痹阻

痰的主要生成包括饮食不节，损伤脾胃，内生痰湿，外感湿邪，聚而生痰，痰湿内停。瘀的主要生成包括痹久入络，血行迟缓，瘀血内生。痰瘀形成以后，往往形成一种痰瘀互结的局面，痰瘀阻滞经络，致使经络气血运行不畅，凝聚骨节，发为骨痹。清代王清任《医林改错·卷下》中提出"痹有瘀血"的观点并创身痛逐瘀汤治疗。叶天士在《临证指南医案·卷七》"痹"篇中提出"久病入络"的学术思想。他提出"风、寒、湿三气合而为痹，经年累月，外邪留著，气血皆伤，其化为败瘀凝痰，混处经络"。指出痹证日久，痰瘀互结，阻滞经络，提出运用虫类药治疗痹证。

（二）祖国医学对骨关节炎病机的认识

骨痹的主要病机为经络气血运行不畅，筋骨失养。骨痹病位主要在骨，可涉及筋、肉、关节，与肝脾肾密切相关。病性多虚实夹杂。实为风、寒、湿、热、痰、瘀，虚为肝脾肾亏虚。

（三）徐玲老师认为骨关节炎的病因

1. 肾元亏虚，肝血不足

肾为先天之本，主骨充髓，肾气盛，肾精足则机体发育健壮，骨骼的外形及内部结构正常强健。肝为藏血之脏，肝血足则筋脉强劲。然后年老，正气渐衰，脏腑虚亏，肝肾精血不足，肾元亏虚，致筋骨失养、形体疲极而易发本病。

2. 正虚外部侵袭

由于正气虚弱，特别是肾虚者，易受外部的侵袭，致经络筋骨、关节痹阻不通，而造成关节周围组织疼痛，湿浊痰饮流注经络，致局部气血凝滞，经络受阻，不通则痛，久痛入络、入骨，骨失濡养，日久骨痿渐渐与风、寒、湿、痰并存。

3. 劳损过度，气血不和

因为长期姿势不良，过度负重或用力，劳损日久造成气血不利，经脉受阻，筋骨失养更甚，伤及筋骨，累及肝肾，则病情加重。

4. 外力损伤，瘀血内阻

外力超过一定的强度或时间，则必然引起损伤，外力损伤包括扭伤、挫伤、撞伤、跌伤等，尤其是腰膝扭伤、踝部挫伤治疗或休息不当，使局部气伤，失于滋养，久而久之，气血逆乱，导致筋损骨伤，形成瘀血凝滞，必然引起关节结构的损伤，继则出现退行性的病变。

（四）徐玲老师治疗骨关节炎经验用方

徐玲老师治疗骨关节炎，积累了丰富的临床经验。她把骨关节炎分为 5 个基本证型，每一证型都有比较成熟的方药。

1. 寒湿痹阻证

证候：四肢关节疼痛，或有肿胀，疼痛固定，痛如刀割，屈伸不利，昼轻夜重，怕风怕冷，阴雨天易加重，肢体酸胀沉重。舌质淡红，苔薄白或白腻，脉象弦紧。

治法：散寒除湿，祛风通络。

方药：薏苡仁汤加减。

薏苡仁 30g，苍术 15g，川芎 12g，当归 12g，麻黄 9g，桂枝 12g，羌活 15g，独活 20g，防风 12g，制川乌 10g（先煎），川牛膝 20g。

方中薏苡仁、苍术、羌活、独活、防风祛风胜湿；川乌、麻黄、桂枝温经散寒；当归、川芎养血活血；川牛膝活血通络。

加减法：如关节肿胀或有积液，可加茯苓、泽泻、车前草；如上肢痛甚，加细辛、片姜黄；下肢痛甚，加松节、钻地风；如服药后有咽干、咽痛等症出现，可酌加麦冬、生地、玄参。

2. 湿热痹阻证

证候：关节红肿，灼热焮痛，或有积液，或有水肿，肢节屈伸不利，身热不扬，汗出烦心，口苦黏腻，食欲不振，小便黄赤。舌红，苔黄腻，脉象滑数。

治法：清热除湿，蠲痹通络。

方药：四妙丸合宣痹汤加减。

苍术 15g，黄柏 10g，生薏苡仁 30g，土茯苓 30g，栀子 10g，金银花 20g，连翘 15g，川牛膝 20g，防己 10g，赤芍 15g。

方中金银花、连翘、黄柏、栀子清热解毒；生薏苡仁、土茯苓、防己清热除湿；苍术健脾燥湿；赤芍、牛膝活血通络。

加减法：如发热、关节红肿明显者，加豨莶草、海桐皮；如关节积液或有浮肿者，加车前草、泽泻、赤小豆；如关节僵硬、疼痛剧烈者，加炮山甲、全蝎、白花蛇。

3. 肝肾亏虚证

证候：腰脊疼痛，上连项背，下达髋膝，僵硬拘紧，转侧不利，俯仰艰难。腹股之间，牵动则痛，或有骨蒸潮热，自汗盗汗。舌质尖红，苔白少津，脉象沉细或细数。

治法：补益肝肾，活血通络。

方药：独活寄生汤加减。

独活 15g，桑寄生 30g，熟地黄 20g，羌活 12g，杜仲 12g，枸杞子 15g，土鳖虫 10g，川芎 15g，当归 15g，白芍 15g，川牛膝 20g。

方中熟地、杜仲、枸杞子、桑寄生补益肝肾；独活、羌活祛风湿；土鳖虫、当归、川芎、白芍活血化瘀；川牛膝活血通络。

加减：如有骨蒸潮热，自汗盗汗，腰髋灼痛者，加柴胡、丹皮、知母，熟地黄改用生地黄；如恶寒，肢冷，得热痛减，加桂枝、川椒、熟附子。

4. 痰瘀互结证

证候：肢体骨节漫肿、刺痛、沉重，甚则畸形、僵硬、强直。肢体屈伸不利，动则痛剧，肌肤有痰核，舌质紫暗，或有瘀斑，苔白腻，脉沉细或弦涩。

治法：活血化瘀，化痰通络。

方药：当归没药丸合指迷茯苓丸加减。

黄芪 30g，当归 15g，川芎 12g，桃仁 10g，红花 10g，制乳香 6g，制没药 6g，炮山甲 9g，土鳖虫 10g，半夏 10g，白芥子 10g，全蝎 6g（研冲）。

方中黄芪、当归、川芎补益气血；桃仁、红花、乳香、没药、山甲、土鳖虫活血化瘀；全蝎祛风解痉；白芥子、半夏化痰散结。

加减法：关节红肿疼痛或有低热者，加金银花、板蓝根、虎杖；关节冷痛，得热痛减者，加桂枝、制附片。

5. 脾肾双虚证

证候：腰脊及肢体骨节疼痛，活动受限，转侧不利，伴有四肢疲乏倦怠，腰膝酸软，纳差，口淡无味。舌质淡红，苔白，脉象沉细或细涩。

治法：补脾益肾，通络止痛。

方药：自拟方。

白术、丹参、云苓、牛膝各 12g，鸡血藤 15g，山药、菟丝子、川断、杜仲、山茱萸、女贞子、木瓜各 10g，生、熟地各 6g，甘草 3g。

方中白术、山药健脾和胃；生、熟地相用，既可滋养阴血，又能清热凉血；菟丝子温肾补脾；牛膝、杜仲、川断、山茱萸、女贞子合用以补肝肾、强筋骨；丹参活血化瘀止痛，正如"一味丹参散，功同四物汤"；云苓淡渗脾湿，助山药之健运；鸡血藤可行血补血；木瓜舒筋活络；甘草缓急止痛，调和诸药。

加减法：如寒湿偏盛加川乌、苍术；风寒偏盛加防风；湿热偏盛加忍冬藤、蒲公英、防己、连翘。

6. 典型病例

陈某，女，62 岁，农民，2013 年 6 月 19 日初诊。自诉间断关节肿痛 3 年，加重半月。3 年前无明显诱因出现左膝关节肿胀、疼痛、僵硬，下蹲困难，劳累后加重，休息后减轻，开始在当地医院按"骨质增生"给予口服药物（具体药名不详）及局部外用膏药治疗半年，左膝关节肿痛减轻。但 1 年后渐出现右膝关节肿胀、疼痛，双手第 3 远指关节及颈部疼痛，仅在当地诊所间断服止痛药（具体药名不详）治疗，效果不佳。半月前于劳累后双膝关节肿胀、疼痛加重，开始在当地服中药丸剂、中汤药治疗，效果不显，1 周前在当地市医院服布洛芬、盐酸氨基葡萄糖治疗至今，效果仍不显，为求进一步诊治，遂来我院。查体：精神欠佳，跛行入病房。心、肺、肝、脾未见异常。双手第 3 远指关节可见骨性膨大；双膝关节肿胀，皮色不红，皮温不高，压痛（＋），浮髌试验（＋），骨擦感（＋），伸直、屈曲轻度受限，活动范围 40°～160°；双下肢轻度弥漫性肿胀，按之无凹陷；双踝关节轻度肿胀，压痛（－）。舌质淡，苔薄白，脉弦细。X 线片示双膝关节间隙内窄外宽，关节面唇样变，胫骨髁间棘变尖，髌骨后缘上下角变尖，双膝软组织肿胀。西医诊断：（双膝）骨关节炎。中医诊断：骨痹（脾肾双虚型）。予基本方加味：白术、丹参、云苓、牛膝各12g，鸡血藤15g，山药、菟丝子、川断、杜仲、山茱萸、女贞子、木瓜各10g，生熟地各6g，甘草3g，5剂，水煎服，每日1剂，分2次口服。二诊：双膝关节肿痛明显减轻，继服10剂后，双膝关节肿痛消失，关节活动自如，随访半年未复发。

第六节　涂玲老师治疗白塞病的经验

一、祖国医学对白塞病的认识

《医宗金鉴·伤寒心法要诀·狐惑》："古名狐惑近名疳，狐蚀肛阴惑唇咽。"注："狐惑，牙疳、下疳等疮之古名也，近时惟以疳呼之。"狐惑病因病机，多因感染虫毒，湿热不化而致。《金匮要略·百合狐惑阴阳毒病脉证并治》："状如伤寒，默默欲眠，目不得闭，卧起不安。蚀于喉为惑，蚀于阴为狐。不欲饮食，恶闻食臭，其面目乍赤、乍黑、乍白。蚀于上部则声嘎，甘草泻心汤主之；蚀于下部则咽干，苦参汤洗之。蚀于肛者，雄黄熏之。""病者脉数，无热微烦，默默但欲卧，汗出，初得之三四日，目赤如鸠眼，七八日，目四眦黑。若能食者，脓已成也，赤小豆当归散主之。"由湿热邪毒内盛所致，治宜清热化湿，泻火解毒，兼用外治法。本病类似口、眼、生殖器三联综合征。亦有谓本病为牙疳、下疳的古名。《医宗金鉴》卷三十七："狐惑，牙疳、下疳等疮之古名也。近时惟以疳呼之，下疳即狐也，蚀烂肛阴；牙疳即惑也，蚀咽腐龈，脱牙穿腮破唇。"

白塞病是一种原因不明的以细小血管炎为病理基础的涉及多系统的慢性进行性疾病。该病临床症状多样，发病部位不一，而令"病者自疑，医者炫惑"故称之为"狐惑"。该病病因复杂，多由感受湿热毒气或热病伤阴或脾虚湿聚内瘀而致。湿、热、火、毒为其病理基础，上攻口眼，下注二阴，外犯肌肤，入血为斑，内侵脏腑，变证丛生，多为虚实错杂的疑难病证。徐玲老师运用李东垣之脾胃论学说进行治疗，分为以下几型：

1. 升阳除湿、疏风清热法治疗属湿热内蕴之证型

该证型主要在急性发作期多见。

主证：口、舌或外阴溃疡，局部焮红肿痛，或有下肢结节红斑，或伴有发热，四肢疼烦、沉困、口苦、黏腻、咽干，不欲饮食，大便不爽或干，小便短赤，妇女伴有带下黄，舌质红，苔白腻或黄白相兼，脉滑数或兼濡。

徐玲老师认为该证型因脾虚运化不足而生湿，湿邪内蕴生热，湿热蕴结，弥漫于三焦，内扰心神，上攻口眼，下注二阴，外侵肌肤，而变生诸证，其本在脾虚，而湿热为标，当升阳除湿，疏风清热以治之，用当归拈痛汤治疗，颇获良效，方药组成：

白术12g，人参2g，葛根10g，苍术5g，升麻、炙甘草各3g，泽泻、茵陈叶、猪苓、当归各9g，苦参、防风、知母、酒黄芩、羌活各6g。

此方体现了李东垣"健脾升阳除湿"的治疗思路，合苦燥、淡渗、散风、升阳除湿于一方，寓扶正于祛邪之中，上下分消其湿，使三焦壅滞得以宣通，清升浊降，热无以伏，而诸证愈。

徐玲老师认为白塞病患者病情错杂，要注意培补正气，不要一见湿热即多用清热燥湿之药，正如李东垣所说"大忌苦寒之药泻其土耳"。并建议"空腹服，少时以美膳压之"以减少对胃的刺激。

若体温较高，溃疡焮肿疼痛，伴有结节红斑者可加芦根，《本草经疏》记载此药可"除热安胃"。公英，《本草衍义补遗》记载此药入胃经"可解食毒，散滞气，化热毒"，合以赤芍凉血行血。

2. 益气健脾法治疗属脾虚湿聚之证型

该证型多见于冷湿季节。

主证：口、舌、眼或外阴溃疡，久不痊愈，溃疡色较淡，而呈平塌凹陷状，疼痛较轻，伴神疲乏力，四肢沉困不温，脘腹胀满，不思饮食，大便不实，小便清长，舌苔白腻，脉濡或滑。

该证型因脾胃素虚或因误治或因过食生冷或因外湿内侵损伤脾胃，湿邪内生，聚而生痰，所谓"脾为生痰之源"，湿浊阻遏气机，不能运化津液精微，则脏腑、四肢、肌肤百骸，不得荣养，痰湿循经上攻下注外侵而现诸证。

临证用黄芪补中汤治疗，方药组成：黄芪、茯苓各10g，太子参9g，白术12g，炙甘草、苍术、橘皮、泽泻、猪苓各6g。

李东垣认为"脾胃为血气阴阳之根蒂也"，此方载于李东垣"三焦统治"篇中，该方组成简要明了，以黄芪、人参、炙甘草益气健脾主升，苍术、白术、猪苓、茯苓、泽泻淡渗祛湿、健脾助运而主降，妙在橘皮一药，本草谓："脾为元气之母，肺乃摄气之籥"，橘皮为二经气分之药。该证因脾阳不运，聚湿易生痰，夹痰则易变生杂证，橘皮在本方中起到了振奋脾阳、理气化痰以防变证丛生的作用，功不可没。

在临证中徐玲老师一般据证用党参或太子参以代人参，且量不可大。若肢体酸痛沉困较著，并伴有双下肢结节久不消退而色暗褐之证者，常加入鸡血藤一味，该药可行血补血、舒筋通络。

3. 散郁养阴法治属阴虚内热之证型

该证型临床较为多见，因多数患者认为口疮是小病，故不重视早期诊治，饮食上也失于调理，致迁延日久、阴血耗伤。

主证：口、咽、眼或外阴溃疡、灼痛、局部色暗红，五心烦热，神情恍惚，或有午后低热，四肢肌肤烦热、倦怠，眠差，多梦，盗汗，心悸，口眼干渴而不欲饮，亦不思纳谷，尿赤便秘，舌红少苔，脉细数。

清魏荔彤认为"狐惑者，阴虚血热之病也"，患者病久耗伤津液，再加忧思多虑，耗伤心血，则内生虚热，扰动心神，而更加迫灼津液。李东垣谓"脾经络于心中，心经起于脾中"，"四肢者属脾，脾者土也"，此"火郁地中"，"郁不得伸"，并对临床症状有极贴切的描述，"四肢发困热，筋骨热，表热，如火燎于肌肤，扪之烙人手"，"因血虚而得之也"，并专为之制方"火郁汤"，方中升麻、柴胡、防风起"火郁发之"之义，葛根、白芍、甘草可生津养血和中。

徐玲老师认为对于白塞病来说该方养血不足，东垣先生所制治阴虚之方当归六黄汤，谓"治盗汗之圣药也"，全方七味以当归、生地、熟地养血滋阴，黄芩、黄连、黄柏平三焦火，黄芪可固表定阴。徐玲老师本此二方义自拟散瘀养阴汤，方药组成：柴胡6g，葛根、白芍、熟地、黄芪、麦冬各10g，生地、沙参、黄精、鸡血藤各12g，甘草3g。

柴胡可升提阳气、发散解郁。葛根乃阳明经要药，既可解肌热，又可生津液。白芍、生地、熟地、黄精养血滋阴。黄精，本草谓其"补血养阴而养脾胃是其专长"。沙参、麦冬主养肺胃之阴。生甘草既可补益脾气，又可清热解毒，本草谓"降火止痛"。黄芪一味正如《医宗金鉴·删补名医方论》所述"一以完已虚之表，一以固未定之阴"，使"阳平阴秘"，西医对该药也有一定研究。鸡血藤走守兼备，既可养血补血，又可行血舒筋，走四肢肌肤，故去当归用之。全方"宣通郁热，养阴济阳"，临床疗效尚好。若有出血现象，可加旱莲草，该药对阴虚血热之出血有良效。

对溃疡局部疼痛剧烈，久不愈合者，加用外治法，徐玲主任医师常取三七、白及各等分，研末，每取1.5～2g，温水含漱数分钟后，徐徐咽下，2次/d，或香油调匀，涂于外阴，有生肌、止痛、敛疮之功，疗效颇好。

总之，白塞病病因复杂，病程迁延，并可累及多系统而致变证丛生之疑难风湿病。在临证时，要针对脾胃虚弱的特点，应健脾化湿、燥湿、除湿，用药既不可过于辛燥以防克伐脾胃之气，亦不可多用滋腻之药以防滞中碍胃，时时注意中土健旺，有利于饮食、营养、药物的吸收，湿浊的运化，促使疾病的康复。

第七节　徐玲老师治疗口疮的经验

在对脾胃病的临床诊治中，徐玲老师观察到口疮乃脾胃病之较普遍并发症之一。其主证即口、舌、龈部溃烂，疮面如米粒、黄豆大小不等，甚而汇合成片，色红或淡红泛白，疮面中心略凹陷，疼痛，每受酸辣冷热刺激则痛更重，因而影响进食，有的反复发作，缠绵难愈。徐玲老师在临证中，随证型的不同，从脾胃辨证论治灵活加减用药，多能获效。笔者有幸成为其学术继承人并跟师学习，现将其经验总结如下。

1. 胃阴不足型

其特点是口生数疮，连年不愈，疮色嫩红，疮面少津，灼热疼痛，喜含漱温水而不欲咽，尚有胃脘钝痛，干呕，身困消瘦，食差，脉细舌淡红少津等胃阴不足之主证。此乃因阴津不足，虚火上炎，熏灼口舌所致，当养阴益胃以治之，阴津充足，上承口舌，虚火消则口疮复。如本院杨某，患萎缩性胃炎，胃脘隐痛，形瘦神疲，不思饮食，口疮数起，缠绵难愈，疮面嫩红而干，感热痛。诊之属胃阴不足型，以玉女煎调服，口疮而愈。

2. 肝郁犯胃型

其特点是口舌生疮，随恼怒或忧思加重，疮面红而略暗，灼热疼痛，咽干口苦，胃脘胀痛，嗳气频作，脉弦。此乃因肝逆犯胃，升降失常，郁火内积，熏灼胃液，波及口疮所致，当疏肝理气清中以治之，调达肝气，升降有序，则口疮自愈。如赵某，胃炎史多年，每情志不畅，则胃脘胀痛，嗳气频作，来诊时诉近因思虑过多，上证又发，且伴口疮已1月许，查下唇内及两颊内侧，多处溃疡，疮面发红，四周高起微紫暗，脉弦数，舌边尖红，诉口苦而不知食味，口疮灼疼。诊之属肝郁犯胃型。以丹栀逍遥散调服，3剂疼止，疮面基本愈合，又以麦味地黄丸调理善后，2年来未发。

3. 热郁胃中型

其特点是口舌破裂，引唇揭赤，灼痛难忍，寝食不安，口苦而臭，喜凉多饮，便干尿赤，脉数舌红。乃因素体阳盛或过食辛热，热郁胃中，循经上炎，灼伤口舌所致。当清胃和中，使胃火消除，胃气调和，则口疮复。如马某，患浅表萎缩性胃炎，来时诉口疮时发多年。近因过量吸烟，口疮又发1月不愈，诉口苦臭，口灼疮疼，不敢进食，胃疼灼热，小便短赤，寝食不安。查唇舌多处溃疡，汇合成片，色红赤焮肿，牙龈出血，脉数舌红。当属热郁胃中型，以清胃散投之而获效。

4. 脾胃虚弱型

其特点是口疮不愈，疮面淡红泛白，平素不疼，遇酸辣刺激疼重，面唇少华，形体倦怠，食欲不振，脉细舌淡。乃因脾胃虚弱，营血不足，口舌失养所致。当补益脾胃，营血充足，则生肌收敛而愈。如杨氏，76岁高龄，常感胃脘胀满，有时隐痛，食少纳呆。诊时诉月许前因饮食不慎，致胃疼稀便，且继发口疮，疼痛不舒。查唇内两侧2处溃疡，疮面嫩红泛白，边周不胖，脉细舌淡。当为脾胃虚弱型，以四君子汤调治而获效。

徐玲老师认为脾在窍为口，足太阴脾经通过于口，阳明胃与大肠经脉并挟于口，故口舌乃脾胃之外候，有诸内必形诸外，脾胃有病必先反映在口舌，故口舌疾病，亦必从脾胃论治方能有效。

第四章　论文

一、强直性脊柱炎 117 例临证分析

摘要：总结了 117 例强直性脊柱炎患者的临床症状，并以祖国医学理论对其进行分析，指出强直性脊柱炎的病因病机以肾精亏虚、肾阳不足为内因，风寒湿邪侵袭为外因，而寒邪随其所合，深及肾督，脊骨失养所致。

主题词：脊柱疾病/中医药疗法　复方（中药）/治疗应用　痹证 5 号/治疗应用　活血祛瘀［剂］/治疗应用　脊里药针/治疗应用　大椎　命门

笔者在多年治疗风湿病临床工作中，详细观察了强直性脊柱炎患者的各种病证，并加以总结分析了 117 例，就此谈谈个人认识，以供同道参考。

临床资料 117 例患者中，住院患者 107 例，门诊患者 10 例；男性 108 例，女性 9 例；15 岁以下的患者 16 例，16 ~ 30 岁的患者 69 例，31 ~ 40 岁的患者 23 例，40 岁以上的患者 9 例；年龄最大的患者 66 岁，最小的患者 6 岁；病程最长的 30 年，最短的 3 个月。117 例均按中华医学会风湿病学学会统一诊断标准确诊。

发病诱因：外受寒邪诱发的患者有 105 例，劳累诱发的患者有 9 例，诱因不明者 2 例。可见外感寒邪为该病主要诱因。寒为阴邪，最易伤肾而入骨。

治疗方法：

（1）本院自制痹证 5 号：生熟地、附子、川断、骨碎补、淫羊

藿、独活、补骨脂、桑寄生、狗脊、鸡血藤、红花各 10g，威灵仙、生黄芪各 15g。上药制成糖浆，每次口服 10ml，1d 2 次。

（2）脊里药针疗法：病变在胸以上，患者取坐位，选大椎、陶道等穴位，病变在腰骶部，患者取侧卧屈膝体位，选腰阳关、命门等穴位，严密消毒后，用特制中空细针，深刺入脊里，注入丹参等消炎止痛、活血化瘀药物，5～7d1 次，连用 6 次。

疗效标准：①治愈。疼痛症状消失，功能恢复正常。②显效。疼痛明显缓解，恢复原关节功能，有时仍轻痛。③好转。疼痛可忍受，功能有好转。④无效。治疗 2 周后各症无改善。

治疗结果：治愈 35 例，显效 53 例，好转 17 例，无效 12 例，总有效率 89.7%。

临证分析：

（1）117 例强直性脊柱炎患者，均有初时腰膝酸软、不耐久劳、背寒怕冷的感觉，逐渐出现背、腰骶部、髋、足跟间歇性疼以至持续性疼痛，活动受限。病程长的则腰椎畸形残疾。

肾生髓充骨，腰为肾之府。肾虚而生精不足，则髓不能满，故腰膝酸软而不耐久劳。《素问·骨空论》指出：督脉"贯脊属肾……循肩髆内挟脊抵腰中，入循膂络肾"。可见脊柱、腰、髋均为督脉循行部位，而足跟后踵筋间，又为肾经循行部位。肾虚精少而肾阳不足，不能充养督脉，阳虚生内寒，外寒也会乘虚侵袭，留着督脉，内寒外寒相因为患，深伏于肾督，致气血凝滞，故腰脊、髋、骶疼痛，久之产生痰浊瘀血，积聚不散，脊骨失养，关节筋骨不得淖泽濡润，则屈伸不利，僵立弯曲而成尪痹。

（2）117 例强直性脊柱炎患者，96 例有程度不同的记忆力差，眠差多梦，头目眩晕。肾主骨生髓，脑为髓之海。《灵枢·海论》说：督脉"其输上在于其盖，下在风府"。张志聪言："盖，谓督脉之百会穴。"《素问·骨空论》又说：督脉"与太阳起于目内眦，上额交巅，上入络脑……入循膂，下络肾"。肾精亏虚，髓海不足，脑失濡养，则出现眩晕、记忆力差、眠差多梦。

（3）117 例强直性脊柱炎患者中，75 例患者有夜尿次数多，或小便频频而清，尿后余沥。63 例有大便溏泄，或五更泄，脉均细。肾藏精化生肾气而司二便，肾精虚肾气不足，不能助膀胱气化津液，则小便失常，命火虚不能助脾土运化腐熟水谷，则大便失常。《素问·骨空论》亦说：督脉"此生病……不得前后"。前后即指二便。督脉绕行于前后二阴，此处经脉为邪所侵，气血不通则二便失常。

（4）117 例强直性脊柱炎患者中，15 例有反复发作的眼部症状，如疼痛、流泪、畏光、充血等。《灵枢·大惑论》指出："精之巢为眼，骨之精为瞳子……上属于脑，后出于项中。"可见眼与肾精、脑、督脉有密切关系，肾精虚而肾水不足濡养瞳神晶莹之体，故也易生目疾。

（5）117 例强直性脊柱炎患者中，71 例有程度不同的咳嗽、胸闷、气短、心悸症状，年龄大，病程长者居多。肾为气之根，肾气衰弱，失其摄纳功能，既可影响津液之输化，也能影响肺气之升降，气化失常，则水气渍溢为患，上凌心肺，则出现此类症状。

（6）117 例强直性脊柱炎患者中，32 例患者有听力减退、耳鸣、耳疼等耳部症状。《灵枢·脉度》篇指出："肾气通于耳，肾和则耳能闻五音矣。"耳为肾之外窍，肾精不足，肾气不能上承于耳，则耳鸣失聪，经脉不利则疼痛。

（7）117 例强直性脊柱炎患者中，9 例女子有月经不调，其中 1 例 36 岁即绝经。85 例男子有遗精或早泄，最小 1 例只有 16 岁，同时有程度不等之性欲低下，脉均沉细或细弱。经言："肾者主蛰，封藏之本，精之处也。"精之所以能安其处者，又赖肾气充足，封藏乃不失其职。此类患者先天不足，下元虚惫，故在女子则为月经不调，在男子则遗漏矣。

（8）117 例强直性脊柱炎患者中，有家庭史者 10 例，有兄弟同患的，有父子同患的，有叔侄同患的。《素问·六节脏象论》指出："生之来，谓之精，两精相搏谓之神。"《类经·脉象论》亦指出："人之未生，则此气蕴于父母，是为先天之气……人之既生，则此气化于吾身。"即人之生命源于肾精所化生，先天禀赋不足，则其人肾精亏虚，则髓少而骨不坚，督脉脊骨失养，外邪易侵而致病。现代医学也认为该病与遗传因素有关。

综上所述，强直性脊柱炎与肾和督脉有密切关系，肾精亏损，肾阳不足为其内因，外受风寒湿之邪侵袭为其外因，而寒邪随其所合，步步深入，内舍肾督，胶结难祛，脊骨筋脉失养，为强直性脊杜炎的病因病机。我们在临床治疗中，采用脊里药针，或配以针灸、内服中药，均从肾督论治，以补肾通督为大法，收到满意疗效。

二、辨证施治配合西药治疗类风湿关节炎 126 例

摘要 目的：探讨辨证施治配合西药治疗类风湿关节炎的疗效。方法：采用中医辨证分 4 型（湿热痹阻型、寒湿痹阻型、痰瘀痹阻型、肝肾亏损型）配合西药（免疫抑制剂：甲氨蝶呤、非甾体抗炎药瑞普乐）治疗本病 126 例，结果：总有效率 98.4%，提示：本方法对本病具有抗炎镇痛，调节免疫，改善症状，稳定病情的功效。

笔者 10 多年来，经过长期的临床实践观察，采用中西医结合治疗类风湿关节炎 126 例，疗效满意，现报道如下。

临床资料：门诊患者 32 例，住院 94 例，男性 41 例，女性 85 例，年龄最大 84 岁，最小 6 岁，发病最长 42 年，最短 2 个月。RF（+）109 例，侵犯手近端关节 103 例，掌指关节 95 例，腕关节 73 例，足踝关节 43 例，肩关节 23 例，肘关节 21 例，膝关节 40 例，颞颌关节 21 例，风湿结节 9 例，晨僵 104 例，大于 30min 21 例，大于 1h83 例，关节活动受限 95 例。X 线片示关节周围软组织肿胀者 117 例，关节间隙变窄者 91 例，骨质破坏者 67 例，关节间隙融合者 8 例。

辨证治疗

（1）湿热痹阻型：关节红肿热痛，遇凉痛减，得热痛增，关节活动不利，晨僵，疲乏，舌淡红，苔腻或黄腻，脉弦数。

治法：清热除湿，宣痹止痛。

方药：忍冬藤 20g，秦艽、苍术、防己各 10g，茯苓、连翘、防风、青风藤各 12g，白术 15g。热毒甚者，加蒲公英、紫花地丁；湿甚者，加土茯苓、萆薢；热甚伤阴者，加玄参、生地；肝肾亏损者，加杜仲、桑寄生。

（2）寒湿痹阻型：关节肿痛，遇风冷则加重，得热则舒，晨僵，关节活动不利，疲乏，舌淡苔白腻，脉紧弦。

治法：祛寒除湿，温经通络，止痹痛。

方药：黄芪 20～30g，白术、玄参各 15g，防风、桂枝各 10g，白芍、青风藤、羌独活各 12g，附片 6g（先煎）。湿甚者，加苍术、萆薢；肝肾亏损者，加杜仲、桑寄生。

（3）痰瘀痹阻型：关节肿痛，痛有定处呈刺痛，屈伸不利，变形，关节处皮肤紫黯，皮下结节，晨僵，舌暗红或有瘀斑，苔薄白，脉涩。

治法：祛痰逐瘀，通络止痛。

方药：桃仁、红花、姜黄、当归、半夏、青风藤各 12g，秦艽、地龙各 10g，白术 15g。关节疼痛剧烈者，加延胡索、乳香、没药；肝肾亏损者，加桑寄生、牛膝。

（4）肝肾亏损型：关节肿痛，屈曲变形，肌肉萎缩，晨僵，关节活动受限，伴腰膝酸软，舌淡苔白，脉细弦。

治法：补益肝肾，强筋壮骨。

方药：独活、桑寄生、杜仲、青风藤、牛膝、桃仁、红花各 12g，秦艽 10g，白术、党参各 15g。关节疼痛甚者，加忍冬藤、虎杖。中汤药每日 1 剂，分 2 次服，3 个月为 1 个疗程。每型均口服或静滴甲氨蝶呤 7.5～10mg，1 次/周，非甾体抗炎药以瑞普乐为主，3 个月为 1 个疗程。

疗效标准　参照《中药新药临床研究指导原则》中类风湿关节炎拟订标准。

显效：主要症状体征整体改善率≥75％，ESR、CRP 正常或明显改善，或接近正常。

进步：主要症状体征整体改善率≥50%，ESR、CRP有改善。

有效：主要症状体征整体改善率≥30%，ESR、CRP或无改善。

无效：主要症状体征整体改善率<30%，ESR、CRP无改善。

治疗结果：显效105例，进步13例，有效6例，无效2例，总有效率98.4%。

讨论 类风湿关节炎是一种以关节和关节周围组织的非感染性炎症为主的全身性疾病，多侵犯手、足、腕等小关节，呈对称性，慢性过程，反复发作与缓解交替，对人体消耗大，致残率高。目前，确切的病因尚不清楚，可能与多种因素有关，如感染、免疫、遗传及潮湿等有关。《素问·痹证》指出："风寒湿三气杂至，合而为痹也。"中医学认为该病主要因先天禀赋不足，后天失养，或汗出当风，房劳过度，导致机体营卫气血失调，正气不足，风寒湿邪乘虚而入，流注经络、关节，气血津液运行不畅，痹阻不通。病久伤及肝肾，筋骨失养，导致关节变形、屈伸不利等。临床上以辨证施治为基础，多选用抗风湿之效专力宏之药，如青风藤、秦艽广泛应用于风湿病，可抗炎、镇痛、消肿，而青风藤具有免疫抑制作用，临床疗效显著。白芍缓急止痛，具有免疫抑制及免疫调节双向作用等。白术健脾化湿。祛风湿中药以及非甾体抗炎药物若长期应用，均可不同程度地损伤脾胃，影响临床疗效，在处方用药时处处顾护脾胃，保持中土健旺，有利于饮食营养和药物的吸收，以及湿浊的运化，促使疾病的康复，同时应用非甾体抗炎药瑞普乐改善临床症状，免疫抑制剂甲氨蝶呤有效地控制病情继续发展，将中西医有机地结合起来，全面综合治疗，取得了很好的疗效。

三、清热除痹汤联合来氟米特治疗湿热痹阻型强直性脊柱炎疗效观察

摘要 目的：探讨自拟清热除痹汤联合来氟米特治疗湿热痹阻

型强直性脊柱炎的临床疗效。方法：抽取 168 例湿热痹阻型强直性脊柱炎，随机分成 2 组各 84 例。治疗组口服自拟清热除痹汤（忍冬藤、鸡血藤、苍术、薏苡仁、土茯苓、秦艽、地龙、白术、川续断、狗脊等），日 1 剂，分 2 次服用；来氟米特片 10mg，日 1 次，非甾体抗炎药根据个体差异选择。对照组：来氟米特片 10mg，日 1 次，非甾体抗炎药根据个体差异选择。结果：治疗组总有效率 91.7%，对照组总有效率为 73%，两组比较有显著差异 $P < 0.05$。结论：自拟清热除痹汤联合来氟米特治疗湿热痹阻型强直性脊柱炎疗效满意。

强直性脊柱炎（AS）是一原因不明的自身免疫性疾病，以中轴关节慢性炎症为主要表现，以中轴脊柱僵硬疼痛并逐渐形成强直为其特征的疾病。主要症状表现为下腰痛、脊柱僵硬及运动受限，双侧骶髂关节炎，伴随周围关节肿痛，该病最终导致脊柱强直，关节功能丧失，严重影响生活质量。笔者长期从事风湿病，采用清热除湿法联合来氟米特治疗湿热痹阻型强直性脊柱炎，临床疗效满意，并总结 84 例报道如下：

临床资料 治疗组：住院患者 84 例，女性 15 例，男性 69 例，年龄最大 56 岁，最小 15 岁，平均 36.7 岁，病程最长 20 余年，最短 2 个月，平均 6.3 年。

对照组：住院患者 84 例，女性 18 例，男性 66 例，年龄最大 51 岁，最小 17 岁，平均 35.4 岁。病程最长 26 年，最短 1 个月，平均 7.1 年。

诊断标准 符合 1984 年纽约修订的《强直性脊柱炎诊断标准》。强直性脊柱炎湿热痹阻证的辨证标准参照卫生部颁发的《中药新药临床研究指导原则》中《中药新药治疗强直性脊柱炎的临床研究指导原则》及《中药新药治疗痹证的临床研究指导原则》制定。腰骶、脊背疼痛，腰脊活动受限，晨僵，发热，四肢关节红肿热痛，目赤肿痛，伴有口渴或口干不欲饮，肢体困重，大便干，溲黄，舌红苔黄厚腻，脉滑数。

治疗方法 治疗组：自拟清热除痹汤。组成：鸡血藤、薏苡仁各30g，忍冬藤、土茯苓、白术、川续断、狗脊各15g，苍术、地龙各12g，秦艽10g。日1剂，分2次口服。非甾体抗炎药根据患者的反应情况选择，来氟米特10mg，日1次，口服。对照组：非甾体抗炎药根据患者的反应情况选择，来氟米特10mg，日1次，口服。观察3个月。

观察项目 治疗前后分别进行晨僵时间、指地距（cm）、Schober试验（cm）、腰背痛（VAS水平视力表）、ESR、CRP等。

疗效标准 中医证候疗效判定标准根据国家中医药管理局1994年发布《中医病证诊断疗效标准》中所制定的《强直性脊柱炎疾病疗效判定标准》进行疗效评定。

统计学方法 采用SPSS16.0统计软件，数据以$\bar{X} \pm S$表示，每组治疗前后计量资料采用配对t检验。

治疗结果 两组疗效比较，见表1。

表1 两组疗效比较

组别	n	痊愈/个	显效/个	有效/个	无效/个	总有效率/%
治疗组	84	10	39	28	7	91.7
对照组	84	5	24	32	23	72.6

两组治疗前后临床与实验室检查指标比较见表2。

表2 两组治疗前后临床与实验室检查指标比较（$\bar{X} \pm S$）

项目	治疗组		对照组	
	治疗前	治疗后	治疗前	治疗后
晨僵时间/min	68.74±39.25	27.39±25.42△	63.27±38.17	34.58±28.61
指地距/cm	37.43±10.22	16.53±12.97△	37.85±11.43	27.65±17.52
Schober/cm	3.47±1.72	5.21±1.13△	3.42±2.10	3.52±1.63
腰背痛 VAS/cm	7.83±2.14	5.29±3.41△	7.61±3.34	6.52±2.84
ESR/（mm/h）	74.61±35.41	39.42±20.39△	73.53±37.91	48.65±40.18
CRP/（mg/dl）	7.94±5.29	2.57±1.93△	7.42±5.61	4.95±3.81

注：与对照组比较，△$P < 0.05$。

讨论 AS 属中医"痹病"范畴，古医籍称之为"骨痹""腰痛""龟背风"等。焦树德教授认为肾督亏虚为本，风寒湿为标。我们认为先天不足是引起本病的基础和内在因素，是本。风、寒、湿、热之邪是标，正气不足，受外邪侵袭，在感受风、寒、湿、热邪后，正气无力抗邪，邪气入侵，久留不去，郁而化热，湿热之邪流注筋络、关节，致气血痹阻不通，随客处不同，出现关节疼痛，痛处灼热，肿胀，筋脉拘急，经络痹阻，气血运行不畅，出现晨僵，腰骶疼痛。治疗上采用清热除湿、活血通络、健脾补肾的治则。临床上使用的方剂为自拟清热除痹汤联合非甾体抗炎药及免疫抑制剂来氟米特。在 3 年的应用里观察到，可以明显改善患者症状、体征，延缓或阻止病情进展。且抗炎作用良好，对免疫性炎症有显著疗效。全方由忍冬藤、鸡血藤、苍术、薏苡仁、秦艽、地龙、白术、土茯苓、川续断、狗脊等药物组成。忍冬藤味甘、寒，清热疏风通络为主。秦艽清热止痛、祛风除湿、和血舒筋。地龙性质寒凉，功能清热除痹、疏通经络，且还可消肿止痛。苍术燥湿健脾，芳香走窜的特点可促进气血循环，加速病理产物的代谢吸收，缓解炎症症状。苍术性温，防止药物过于苦寒伐胃。白术健脾可以除湿。薏苡仁淡渗湿浊，导湿热从小便出。土茯苓除湿、利关节。白术、苍术、薏苡仁和土茯苓配伍，强化健脾利湿之功，断湿热之源。祛湿不仅要健脾，脾健可以化湿，同时也需理气活血。鸡血藤既可活血化瘀，补血，又可祛风。川续断、狗脊补肝肾、强筋骨。共同达到热清湿去脾健，气血旺，病情不易复发，大大提高了治疗效果。来氟米特有特异性免疫调节作用，机制是抑制酪氨酸激酶的活性，阻断嘧啶的从头合成途径，继而减少致炎细胞因子的释放。联合用药不仅提高了疗效，而且不良反应较少，易耐受，临床值得应用。

四、徐玲老师从脾胃论治尪痹经验总结

尪痹指关节肿痛，胫曲不能伸，关节肢体弯曲变形，骨质受

损，身体羸弱等证候，以往多根据"风、寒、湿三气杂至，合而为痹"的传统认识进行辨证论治。通过跟随徐玲老师大量的临床分析发现，脾胃与尪痹发病、发展及治疗转归密切相关。试分析总结如下：

1. 湿邪是尪痹的最重要的病理基础

"湿之为病最多，人多不觉湿来，但知避风避寒，而不知避湿者，因其害最缓最隐而难觉查也。"湿之来源，有天、地、人之不同。天暑下逼，氤氲蒸腾，或感受雾露雨淋，是天之湿也；久居潮湿之地，或水中作业，是地之湿也；暴饮无度，过食生冷，素嗜浓茶，或饥饱失常，过食肥甘厚味，伤及脾气，皆人之湿也。天地之湿伤人，常在脾气不足时；而伤于饮食的内湿，又多有脾虚。脾胃为后天之本，气血生化之源。脾喜燥恶湿，湿邪停留于体内，不仅阻碍气血津液的输布，同时加重脾胃受损。脾虚水湿运化无权，水湿内停为患，痹阻筋络关节，不通则痛，出现关节的肿痛。脾虚易感受外邪，有风寒湿热等，每每与湿相夹，感寒则为寒湿，与热相合，则为湿热，夹风而为风湿。风性善行数变，可聚可散，宜疏导，热可清，寒可温，惟有湿邪重浊黏腻，内外湿相并，伤人如油入面，胶着难去，脾失健运，外湿伤人则难以去除，又易生内湿，内湿既是病理产物，又是致病因素，且易招致外湿侵袭，加重病情，故有"无湿不成痹"之说。湿邪重浊，感则难以驱除，为此湿邪在尪痹的发生、发展及转归中起着重要的作用，同时也是经久不愈的重要原因。

2. 尪痹与脾胃的关系

尪痹是一慢性反复发作性疾病，病程缠绵，多需长期治疗，而且急性期多表现为关节疼痛明显，往往重视风寒湿热等外邪，最易犯只顾治标，不注重治本。或若见关节疼痛、肿胀，不论病程长短，或用苦寒之剂，或大辛大热之剂，均不同程度损伤脾胃。西医治疗主要是非甾体抗炎药、免疫抑制剂、激素，均有胃肠道及肝肾损害，有报道及临床多见出现胃黏膜糜烂、胃溃疡等。《伤寒论》

强调"勿犯胃气"，李东垣《脾胃论》也提出"内伤脾胃，百病由生"。古人治病，必护胃气，体现"胃气一败，百药难施"。脾胃受损，受纳运化不足，饮食营养吸收障碍，气血生化乏源，机体营养供给不足，脏器无所受益，机体防御机能减弱，百病易于侵害，是尪痹反复感邪，致病情反复发作的原因。在疾病的治疗过程中，口服药物也同样需要脾胃受纳、运化、转输，才能达到病所，起到祛风寒，除湿热等作用，脾胃虚弱，药物的吸收、转运障碍，使药物的有效剂量减少，药不达病所，疗效降低。

3. 尪痹患者情志变化与脾胃的关系

由于尪痹长期反复的关节疼痛或肿胀、僵硬、关节活动受限甚至畸形导致生活不能自理，严重影响患者的情绪。类风湿关节炎患者迫切希望得到有效的治疗，并且控制病情，出现盲目求医，失治、误治，失去最佳治疗时间，延误病情，病情反复逐渐加重；或者病情好转随便自行减停药；惧怕疼痛，不去锻炼，关节活动受限；同时又畏惧影响形象，加之经济、工作及社会压力，广泛存在不良的心理健康状况。表现为心情抑郁、焦虑及恐惧，在反复的持久的情志刺激下，极易影响肝的疏泄功能，导致肝气郁结，气机郁滞。气血运行不畅，不通则痛，加重关节的疼痛肿胀。肝郁乘脾，肝气犯胃，影响脾的升清，胃的降浊，出现胃酸、胃痛、胃胀等不适。久之脾胃受纳运化失职，气血生化乏源，气血亏虚，抵御外邪能力下降，病情易反复。

4. 健脾除湿治疗

治湿不知理脾，非其治也。在处方用药时，针对脾胃虚弱及湿邪的特点，在临床上多用白术、茯苓、苍术。苍术偏于燥湿健脾，性燥，防止燥湿伤阴，用量不宜大。而白术健脾燥湿、化湿，使湿邪得以运化。现代研究发现，白术对肠胃具有双向调节的作用，可治疗消化功能紊乱所致的脾虚证，对应激性溃疡有显效，且白术具有免疫调节作用。而苍术可有效抑制胃酸过多分泌。茯苓淡渗健脾，不燥不寒，不泄，平和，扶正祛邪，标本兼顾，凡脾虚有湿非其莫属，还可以与多种药物配合使用。脾气虚弱者，可与人参、黄芪配合益气健脾，湿盛者可与薏苡仁配伍健脾化湿，与泽泻配伍，加强利水祛湿作用，与寒、热相结合，可辨证用之。总之该药不论男女老幼，体质强弱，尪痹患者皆可辨证使用，其作用不亚于人参，且用途广，较人参价廉。在临证时，处方用药既不过用辛燥之药克伐脾胃之气，亦不多用滋腻之药滞中碍胃，时时注意中土健旺，有利于饮食、营养、药物的吸收，湿浊的运化，促使尪痹的康复。现代研究发现，健脾除湿通络可减少胃黏膜的细胞凋亡而起到保护胃黏膜的作用外，还可抑制毛细血管炎症反应，降低血管通透性，抑制滑膜增生，消除关节肿胀，减少免疫复合物的生成和沉积，改善关节功能。

5. 尪痹病因诸多，证型各异，治疗各异

我们在尪痹的治疗过程中有以下体会：①脾胃虚气血生化乏源，导致气血虚，易感外邪，病情易反复。②脾虚运化水湿失职，水湿内停，内外湿相结合，伤人如油入面，难以去除，导致经久不愈。③长期的病痛折磨，伤及肝脾，肝郁气滞，气滞血瘀致加重病情。④脾胃虚药物的运化、输布不足，药不达病所，疗效下降。⑤在临证时，针对脾胃虚弱的特点，多采用白术、茯苓、苍术、薏苡仁，健脾化湿、燥湿、除湿。处方用药时既不过用辛燥之药克伐脾胃之气，亦不多用滋腻之药滞中碍胃，时时注意中土健旺，有利于饮食、营养、药物的吸收，湿浊的运化，促使尪痹的康复，取得了良好效果。

五、徐玲主任医师从脾胃论治白塞病的经验总结

摘要 白塞病是一种原因不明的以细小血管炎为病理基础的涉及多系统的慢性进行性疾病。祖国医学称之为"狐惑"，认为多由感受湿热毒气或热病伤阴或脾虚湿聚内瘀而致。湿、热、火、毒为其病理基础，上攻口眼，下注二阴，外犯肌肤，入血为斑，内侵脏腑，变证丛生，多为虚实错杂的疑难病证。本文主要论述徐玲主任

医师运用脾胃学说辨证治疗白塞病的经验总结。疗效满意。

关键词 白塞病；中医辨证治疗；脾胃学说

白塞病是一种原因不明的以细小血管炎为病理基础的涉及多系统的慢性进行性疾病。祖国医学早在汉代医学巨著《金匮要略》中对其就有叙述，"卧起不安，蚀于喉为惑，蚀于阴为狐，不欲饮食，恶闻食臭……蚀于上部则声喝"。谓该病临床症状多样，发病部位不一。而令"病者自疑，医者炫惑"故称之为"狐惑"，该病病因复杂，多由感受湿热毒气或热病伤阴或脾虚湿聚内瘀而致。湿、热、火、毒为其病理基础，上攻口眼，下注二阴，外犯肌肤，入血为斑，内侵脏腑，变证从生，多为虚实错杂的疑难病证。

徐玲主任医师从事中医风湿病临床、教学、科研工作 40 余年，在诊治风湿病方面有丰富的临床经验及独特的学术见解，笔者有幸跟师学习，现将其运用李东垣之脾胃论学说在诊治白塞病时的临床经验总结如下：

（一）升阳除湿、疏风清热法治疗属湿热内蕴之证型

该证型主要在急性发作期多见。

主证为口、舌或外阴溃疡，局部焮红肿痛，或有下肢结节红斑，或伴有发热，四肢疼烦、沉困，口苦，黏腻，咽干，不欲饮食，大便不爽或干，小便短赤，妇女伴有带下黄，舌质红，苔白腻或黄白相兼，脉滑数或兼濡。

徐玲主任医师认为该证型因脾虚运化不足而生湿，湿邪内蕴生热，湿热蕴结，弥漫于三焦，内扰心神，上攻口眼，下注二阴，外侵肌肤，而变生诸证。其本在脾虚，而湿热为标。当升阳除湿，疏风清热以治之。用当归拈痛汤治疗，颇获良效，方药组成：

白术 12g，人参 2g，葛根 10g，苍术 5g，升麻、炙甘草各 3g，泽泻、茵陈叶、猪苓、当归各 9g，苦参、防风、知母、酒黄芩、羌活各 6g。

此方体现了李东垣"健脾升阳除湿"的治疗思路，合苦燥、淡

渗、散风、升阳除湿于一方，寓扶正与祛邪之中，上下分消其湿，使三焦壅滞得以宣通，清升浊降，热无以伏，而诸证愈。

徐玲主任医师认为白塞病患者病情错杂，要注意培补正气，不要一见湿热即多用清热燥湿之药，正如李东垣所说"大忌苦寒之药泻其土耳"。并建议"空腹服，少时以美膳压之"以减少对胃的刺激。

若体温较高，溃疡焮肿疼痛，伴有结节红斑者可加芦根，《本草经疏》记载此药可"除热安胃"。公英，《本草·衍义补遗》记载此药入胃经"可解食毒，散滞气，化热毒"，合以赤芍凉血行血。

（二）益气健脾法治疗属脾虚湿聚之证型

该证型多见于冷湿季节。

主证为口、舌、眼或外阴溃疡，久不痊愈，溃疡色较淡，而呈平塌凹陷状，疼较轻，伴神疲乏力，四肢酸困沉重，脘腹胀满，不思饮食，大便不实，小便清长，舌苔白腻，脉濡或滑。

该证型因脾胃素虚、或因误治、或因过食生冷、或因外湿内侵，损伤脾胃，湿邪内生，聚而生痰，所谓"脾为生痰之源"，湿浊阻遏气机，不能运化津液精微，则脏腑、四肢、肌肤、百骸，不得荣养，痰湿循经上攻下注外侵而现诸证。

临证用黄芪补中汤治疗，方药组成：

黄芪、茯苓各10g，太子参9g，白术12g，炙甘草、苍术、橘皮、泽泻、猪苓各6g。

李东垣认为"脾胃为血气阴阳之根蒂也"，此方载于李东垣"三焦统治"篇中，该方组成简要明了，以黄芪、人参、炙甘草益气健脾主升，苍术、白术、猪苓、茯苓、泽泻淡渗祛湿、健脾助运而主降，妙在橘皮一药，本草谓："脾为元气之母，肺乃摄气之籥"，橘皮为二经气分之药。该证因脾阳不运，聚湿易生痰，夹痰则易变生杂证，橘皮在本方中起到了振奋脾阳、理气化痰以防变证丛生的作用，功不可没。

在临证中徐玲主任医师一般据证用党参或太子参以代人参，且量不可大。若肢体酸疼沉困较著，并伴有双下肢结节久不消退而色暗褐之证者，常加入鸡血藤一味，该药可行血补血、舒筋通络。

（三）散郁养阴法治属阴虚内热之证型

该证型临床较为多见，因多数患者认为口疮是小病，故不重视早期诊治，饮食上也失于调理，致迁延日久、阴血耗伤。

主证为口、咽、眼或外阴溃疡、灼痛、局部色暗红，五心烦热，神情恍惚，或有午后低热，四肢肌肤烦热、倦怠，眠差，多梦，盗汗，心悸，口眼干，渴而不欲饮，亦不思纳谷，尿赤便秘，舌红少苔，脉细数。

清魏荔彤认为"狐惑者，阴虚血热之病也"，患者病久耗伤津液，再加忧思多虑，耗伤心血，则内生虚热，扰动心神，而更加迫灼津液。李东垣谓"脾经络于心中，心经起于脾中""四肢者属脾，脾者土也"，此"火郁地中""郁不得伸"，并对临床症状有极贴切的描述，"四肢发困热，筋骨热，表热，如火燎于肌肤，扪之烙人手""因血虚而得之也"，并专为之制方"火郁汤"，方中升麻、柴胡、防风起"火郁发之"之义，葛根、白芍、甘草可生津养血和中。

徐玲主任医师认为对于白塞病来说该方养血不足，东垣先生所制治阴虚之方当归六黄汤，谓"治盗汗之圣药也"，全方七味以当归、生地、熟地养血滋阴，黄芩、黄连、黄柏平三焦火，黄芪可固表定阴。徐玲主任医师本此二方义自拟散瘀养阴汤，方药组成：

柴胡6g，葛根、白芍、熟地、黄芪、麦冬各10g，生地、沙参、黄精、鸡血藤各12g，甘草3g。

柴胡可升提阳气、发散解郁，葛根乃阳明经要药，既可解肌热，又可生津液，白芍、生地、熟地、黄精养血滋阴，黄精，本草谓其"补血养阴而养脾胃是其专长"。沙参、麦冬主养肺胃之阴，生甘草既可补益脾气，又可清热解毒，本草谓"降火止痛"。黄芪一味正如《医宗金鉴·删补名医方论》所述"一以完已虚之表，一以固未定之阴"，使"阳平阴秘"，西医对该药也有一定研究。鸡血藤走守兼备，既可养血补血，又可行血舒筋，走四肢肌肤，故去当归用之。全方"宣通郁热，养阴济阳"，临床疗效尚好。若有出血现象，可加旱莲草，该药对阴虚血热之出血有良效。

对溃疡局部疼痛剧烈，久不愈合者，加用外治法，徐玲主任医师常取三七、白及各等分，研末，每取 1.5～2g，温水含漱数分钟后，徐徐咽下，2 次/d，或香油调匀，涂于外阴，有生肌、止痛、敛疮之功，疗效颇好。

总之，白塞病病因复杂，病程迁延，并可累及多系统而致变证丛生之疑难风湿病。在临证时，要针对脾胃虚弱的特点，应健脾化湿、燥湿、除湿，用药既不可过于辛燥以防克伐脾胃之气，亦不可多用滋腻之药以防滞中碍胃，时时注意中土健旺，有利于饮食、营养、药物的吸收，湿浊的运化，促使疾病的康复。

六、徐玲主任医师治疗强直性脊柱炎经验

1. 对强直性脊柱炎的认识

徐玲老师指出中医学中虽没有强直性脊柱炎的病名，但在诸多医著中有类似强直性脊柱炎的记载和描述，颇具一定的共识。最初将其泛泛地隶属于"风寒湿三气杂至，合而为痹"的"痹病"范围。随着中医"痹证学"的发展，认识到在痹证中有区别于行痹、痛痹、着痹、热痹，而以骨关节受损变形为特点，可令人致残的一种痹病，根据病变的临床表现及发展阶段不同，有着不同的命名与描述。据其病痹在体为骨，在脏为肾，命之为"骨痹""肾痹"；又因其病性顽固，病程迁延，缠绵难愈，治宜长久而称之为"顽痹"；另因脊柱强直成驼背畸形而言之"龟背"。徐玲老师结合自己多年的临床经验，指出强直性脊柱炎发病是因为先天禀赋不足，肾中所藏先天之精匮乏，再感受风寒湿热之邪深侵肾督，阻滞经络，痹痛日久不愈，筋脉失养，使关节固定，不能屈伸。督脉行于脊背通于肾，总督一身诸阳，督脉受邪则阳气开阖不得，布化失

司。肾藏精主骨生髓，肾受邪则骨失淖泽，且不能养肝荣筋，血海不足，冲任失调，脊背腰胯之阳失布化，阴失营荣，加之寒凝脉涩，必致筋脉挛急，脊柱僵曲而生此病。《类经》指出："人之未生则此气蕴于父母，是为先天之气……人之既生，则此气化于吾身。"人之生命源于肾精所化生天癸之气，先天禀赋不足，则其人肾精亏虚，髓少而骨不坚，督脉脊骨失养，外邪易侵而致病。现代医学认为该病与遗传基因有关。

2. 强直性脊柱炎的辨证施治

徐玲老师认为本病特点是以肾督亏虚为本，风、寒、湿、热、痰、瘀阻于经脉为标，治疗宜标本同治，在益肾壮督、荣筋强骨的基础上，祛风除湿，通络止痛。若片面强调腰、髋部疼痛强直，而专司攻邪通络，则适得其反，欲速则不达，只有在大力扶正的基础上攻逐痰浊瘀血，方可奏效。临床多采用独活寄生汤加减治疗，处方：独活、桑寄生、川断、秦艽、当归、川芎 12g，青风藤 30g，杜仲、川牛膝各 15g，狗脊、生薏仁、白芍各 20g，甘草 6g，偏寒湿加制附子 9g，细辛 3g，偏湿热加苍术 12g，黄柏 9g。方中独活、青风藤祛风除湿，活血通络；桑寄生、杜仲、牛膝祛风湿兼补肝肾；当归、川芎、白芍养血又活血；川断、狗脊补肝肾强筋骨；秦艽祛风湿而舒筋骨；生薏苡仁利水渗湿，舒展筋脉；甘草调和诸药。本方祛邪扶正，标本兼顾。

3. 强直性脊柱炎治疗注意事项

（1）顾护脾胃，调养后天之本。《素问·灵兰秘典论》曰："脾胃者，仓廪之官，五味出焉。"脾居中央，禀气于胃，而浇灌四旁，为人体气机升降之枢纽，生理活动之中心。正如李东垣所说脾胃有病则"五脏六腑、十二经、十五络、四肢皆不得营卫之气，而百病生焉"。在风湿病治疗中，脾胃健运相当重要，脾胃健则外湿不受而内湿不生，诸邪难以停滞。中土健运，有利于饮食水谷精微吸收，也有利于药物发挥作用，而增强体质缩短病程。在风湿病中，湿邪重浊黏滞，易犯脾胃，而脾失健运又致湿浊内生。湿邪最易与其他外邪相合为病，致病程缠绵难愈，重证丛生。强直性脊柱炎的发病虽然肾督亏虚为发病内因，但肾虚日久，病变必累及于脾胃。肾藏精，生髓，主骨，为先天之本，脾藏血，生精，主肌肉、四肢，为后天之本。二者在生理上相互滋生，相互制约，病理上也会相互转变。临床可见病久患者，出现纳呆，便溏，消瘦，倦怠乏力等脾虚之证候，加之此病缠绵难愈，需长期用药，尤其是长期服非甾体消炎药大多都伴有胃痛、胃胀，恶心等症状，故徐玲老师在治疗中强调调养脾胃，顾护后天之本。

（2）活血化瘀，通经活络。强直性脊柱炎发病内因为肾虚督寒，寒湿为阴邪，易伤阳气，可致寒邪内生，再感受风寒湿邪，内外交错，可致寒凝血瘀阻络。寒邪瘀久化热或感受湿热邪，热为阳邪，易伤津耗血，热炼津血，而致血凝血瘀阻络。我们在临床做血流变及甲皱微循环时发现，强直性脊柱炎患者存在微循环障碍，血液呈高凝状态。因此在治疗中不能忽视活血化瘀药物的应用。

（3）补肝肾，强筋骨贯穿治疗始终。中医认为肾主骨，生髓，藏精。肝主筋，藏血。肝肾同源，精血之间相互滋生，相互转化。现代研究发现即使是早期的患者也会出现骨质疏松，故治疗中当培补肝肾，强壮筋骨。

（4）强调中西医相结合，内外治相结合。强直性脊柱炎是一种慢性进展性疾病，在疾病活动期仅用中药往往只能缓解症状而无法缓解病情，这时就不能墨守成规，要大胆地选用缓解病情的药物。如柳氮磺吡啶、甲氨蝶呤等，病情平稳后逐渐减少西药，用中药进行全面调理。治疗中还可采用中药外洗、熏蒸、针灸等以增强疗效，正如孙思邈所言："良医之道，必先诊脉处方，以之针灸，内外相挟，病必当愈。"

七、徐玲主任医师外治经验

1. 概述

徐玲老师继承家父治病特长"内外相扶以治疗"，1998年牵头成立了中医风湿病外治室，率先在我院开展了风湿病的外治法。中药外治作为中药治疗的重要组成部分，可以直接作用于患处局部，避免消化系统的影响，用药方便、灵活，能够快速缓解患者关节肿痛症状，且副作用发生率低，有利于提高患者依从性，改善患者生活质量。《理瀹骈文》云："内、外治皆足防世急，而以外治佐内治，能两精者，乃无一失。"就是说内服药物治疗与外用药物治疗均为治疗疾病的方法，若两者相互配合可使治疗更加完善，提高疗效。徐玲老师主要选用外用疗效好，但内服毒性较大的中药，研制了"清热活血膏""风湿擦剂""风湿熏洗方""消痛膏"等，大大提高了疗效。其中创制的清热活血膏，组方精当，经对百余例患者的临床观察，疗效显著，适用于尪痹、痛风、大偻等湿热痹阻之痹证。

2. 清热活血膏组方及用法

方予青风藤、芒硝、红花、桃仁、萆薢、松节，共六味药，各20g。上药共研为末，用甘油调和备用。使用时根据患处大小，把药膏涂于纱布块上，厚度约5mm，敷于肿痛关节处，再用绷带绑扎或胶布固定，每日1换。本方功以清热消肿、通络止痛。

3. 注意事项

徐玲老师认为本方外用虽不良反应小，但对于寒湿证、孕妇及皮肤敏感者还需慎用。

4. 典型医案

赵某，女，36岁，以双腕、双膝肿胀、疼痛6个月之主诉就诊。患者6个月前出现双腕关节肿胀，伴关节僵硬，未予以重视，继而出现双膝关节肿胀、疼痛，于当地行针灸、按摩等治疗，效果不理想，症状反复发作并逐渐加重，西医诊断为类风湿关节炎，建议服用激素及免疫抑制剂治疗，患者因有生育要求，故拒绝服用西药，遂求诊于徐玲老师门诊。刻下症见双腕、双膝肿胀、疼痛，活动不灵，触之局部温热，自觉周身困重，乏力，食纳睡眠较差，尿黄，大便黏，舌红，苔黄腻，脉弦滑。查体：双腕、双膝关节肿胀，局部不红，皮温升高，压痛（＋），活动痛（＋），屈伸活动受限，双膝浮髌试验（＋）。化验类风湿因子 560IU/ml，C 反应蛋白 13.1mg/L，血沉 30mm/h，抗 CCP 抗体＞200IU/ml，抗 MCV 抗体 244IU/ml。中医诊断为尪痹之湿热痹阻证。给予清热活血膏外敷，肿痛关节处，每日 1 换。3d 后患者自觉关节局部疼痛减轻，肿胀较前有所消退，关节僵硬及局部皮肤温热感较前改善，继续外用清热活血膏 15d，关节肿痛消退，活动灵活。

按：患者因禀赋不足，正气不足，风寒湿三气乘虚侵袭，气血痹阻，阻滞关节，不通则痛，湿邪阻滞，故而关节肿胀，身困乏力；湿邪郁久化热，故而关节温热；经络痹阻，气血失于流注，易聚湿成痰，瘀血停滞，痰瘀互结，湿浊黏腻，而病久难愈，反复发作。湿热痹阻经络，见舌红，苔黄腻，脉弦滑。徐玲老师认为湿热痹阻之痹证系湿热内蕴，外受风邪所致，邪气相搏于肢节、肌肉、经络，致关节肿痛、屈伸不利，而清热活血膏以散热消肿、通络止痛见长。

方中青风藤苦、辛、平，归肝脾经，有祛风湿、通经络之功，《本草纲目》记载"治风湿流注，历节鹤膝"；芒硝咸、苦、寒，归胃、大肠经，外用清热消肿，苦能泻热，咸能软坚，其性苦寒，外用可消肿止痛；红花性辛、温，归心、肝经，桃仁苦、甘、平，归心、肝、大肠经，二者相合，一升一降，一散一收，活血祛瘀、通络止痛之力倍增；草薢苦、平，归肾、胃经，用以祛风除湿，通络除痹，《神农本草经》曰"强骨节，风寒湿周痹"；松节苦、辛、温，归肝、肾经，祛风湿、通经络、止痹痛，《本草纲目》言"筋骨间风湿诸病宜之"。诸药合用外散风邪，内清湿热，活血通经。经过现代研究，方中青风藤、红花有抗炎、镇痛、抑制免疫作用，桃仁、草薢、松节可抗炎镇痛，而芒硝有抗炎、消肿之功。可见徐玲老师治病立足于疾病之根本，善于内外兼治。此方经过多年的临床应用，疗效满意，使用方便，无毒副作用。

第五章 医案

医案 1

郑某，女，45 岁，农民，住院号：172087，诊断：尪痹。

患者以"反复多关节肿痛 14 年，加重 5 个月"之主诉于 2013 年 3 月 12 日入院。14 年前无明显诱因逐渐出现双膝关节、双腕关节、双手掌指关节、近指关节肿胀、疼痛，双手指晨僵 1h 余，开始在当地县医院住院按"风湿"给予用药（具体药物不详）治疗半月，上述症状减轻，后关节肿痛时在县医院服雷公藤、汉桃叶片等药间断治疗 2~3 年并曾在宁夏固原风湿病医院住院，诊断为"类风湿关节炎"，给予口服自制药酒间断治疗近 1 年，自觉效果尚可。3 年前因病情反复来我院住院，诊断为"类风湿关节炎"，给予口服秦息痛、来氟米特、白芍总苷、甲氨蝶呤（共服近 2 个月）至 3 月前。5 个月前无明显原因双腕关节、右肘关节、左膝关节肿胀、疼痛加重，双肩关节疼痛，在当地县医院行针灸、按摩、服中汤药治疗半月效果不显，后交替服柳氮磺吡啶、来氟米特、秦息痛、风湿福音丸、小剂量泼尼松片等药至今仍无效。舌质暗红，苔黄，脉细滑。

入院检查：X 线示双手、双膝退行性关节炎并类风湿关节炎改变。CT 示腰 3~4、腰 4~5 椎间盘膨出，腰椎椎体骨质增生。骨超声示骨量减少（T 值：-1.6）。抗 CCP 抗体 3200.00 IU/ml，RF 640.00 IU/ml，CRP19.30mg/dl，AKA 阴性，ESR39mm/h，25-OH-VD11.2233ng/ml。血糖 3.32mmol/L。肝功：ALT 23U/L，AST 21U/L，TP68.3g/L，ALB35.3g/L。肾功：尿素 7.00mmol/L，肌酐 47μmol/L。

肌酶谱：HBDH 200U/L。血常规：WBC 4.6×10^9/L，RBC 4.29×10^{12}/L，HGB 106g/L，PLT 284×10^9/L。证属湿阻三焦。治以健脾利湿，宣化畅中，可用三仁汤加减。

杏仁 6g	蔻仁 9g	生薏苡仁 15g	佛手 9g
法半夏 6g	鸡血藤 12g	竹叶 3g	夜交藤 12g
佩兰 6g	秦艽 12g		

5 剂，日 1 剂，水煎早晚分服。

二诊：患者关节肿痛明显减轻，活动改善，食纳增加。

分析：患者病程长，服药杂乱无章，导致脏腑失调，三焦痹阻，气血失和。三焦者"水谷之道路，气之所终始"，"人之三元之气也……三焦通则内外左右上下皆通也"。脾失健运，产生内湿，所谓"中央生湿"，湿邪留滞关节、肌肉、筋脉而为痹，上方重用生薏苡仁以利水渗湿健脾，脾气盛则生湿无源。

医案 2

高某，女，55 岁，农民，住院号：17492，诊断：白疕（银屑病关节炎）。

患者以"皮疹 40 余年，关节肿痛 9 年，加重 1 个月"为主诉于 2013 年 6 月 11 日入院。40 余年前无明显原因出现双上肢片状皮疹，呈淡红色，伴有脱屑。9 年前无明显诱因出现颈椎疼痛，后渐出现背部疼痛，右肩、右肘、右腕关节疼痛，右手弥漫性肿胀、疼痛。曾于我院住院诊治。1 个月前无明显原因病情加重。查体：T 36.1℃，P 78 次/min，R 16 次/min，BP 110/90mmHg。步入病房。双肺呼吸音清，未闻及干湿性啰音。心率 78 次/min，律齐，各瓣膜听诊区未闻及杂音。肝脾肋下未触及。左手背部可见一 2cm ×1.5cm 大小银屑样皮疹，呈浅红色，上附灰白色鳞屑，双手足趾可见甲床增厚。脊柱曲度存在，腰椎椎体棘突 4、5 处明显压痛。双肩、双肘无肿胀、压痛；左腕关节肿胀、压痛、前屈背伸明显受限，双手指关节无肿胀、压痛；双髋有叩痛；双侧"4"字征阳性；双膝关节无肿胀、压痛；双踝关节无肿胀、压痛，双足跖趾关节无肿胀、压痛。四肢肌肉无压痛，肌力 V 级。舌质红，苔黄腻，脉滑。

入院检查，X 线：①左侧胸膜肥厚、粘连。②骨盆骨质未见明确异常。③腰椎退行性变，腰 3～5 椎体变扁，腰骶椎间隙变窄。骨超声：骨质疏松（T 值：-2.6），肝功：总蛋白 57.4g/L，白蛋白 33.1g/L，肌酶谱：LDH259U/L，HBDH211U/L。电解质：Na149.0mmol/L，ESR 30mm/h，RF 22.4IU/ml，CRP4.74mg/dl，抗CCP 抗体 218.73 IU/ml，25-OH-VD13.4246ng/ml，免疫 ANA（-），抗 Sm 抗体（+），IGG 6.62g/L，补体未见异常；HLA-B27（+）；乙肝系列 HBsAb（+），HBcAb（+），余均阴性；血常规：WBC 9.7×10^9/L，RBC 3.71×10^{12}/L，HGB 108g/L，PLT 222×10^9/L。证属湿热蕴结。治以清热利湿，活血通络，可用三仁汤加减。

蔻仁 6g   杏仁 6g   生薏苡仁 15g   丹参 9g

丹皮 6g   忍冬藤 12g   竹叶 6g   夜交藤 12g

土茯苓 10g   秦艽 12g

5 剂，日 1 剂，水煎早晚分服。

二诊：患者皮疹愈合，关节疼痛减轻，但关节肿胀改善不明显，自觉四肢末端麻木。

分析：患者内有蕴热，又多食辛辣，内外相合，闭阻经络，热伤阴液，致阴虚血燥，反复发作，毛皮失于濡养发为白疕，湿郁久化热，湿热蕴结，侵及关节发为痹证。脾主升清，胃主降浊，湿热内蕴，清浊相混，闭阻经络则致皮肤、关节发病，故主以利湿清热为主。方中忍冬藤清热通络消肿，秦艽清热疏风，正如《神农本草经》言"秦艽，手足阴阳药也，去阳明之湿热"。方中土茯苓解毒除湿，通利关节，对治牛皮癣湿热型有效。

医案 3

刘某，女，58 岁，住院号：168799。诊断：尪痹。

患者以"关节疼痛 6 年，肿胀 5 年，加重 5 个月"之主诉于 2012 年 11 月 7 日入院。6 年前无明显诱因先后出现双足跟及右肩关节疼痛，在当地医院化验 RF 阳性，诊断为"类风湿关节炎"，给予服药（具体药物不详）治疗 3 个月关节疼痛减轻，后在当地诊所服中汤药 3 个月，但病情渐加重，出现双手近指关节、掌指关节、双腕关节、双膝关节、双足跖趾关节肿胀、疼痛，双肩关节及双髋关节疼痛，双手指晨僵约 2h，在湖北洪湖医院住院，诊断同前，给予口服自制药（黄藤酊、关节散、痹康宁）及萘普生治疗至今，自觉开始效果尚可，但近 1 年效果不明显，7 月前加服泼尼松片（开始 2 片/d，近 2 个月减至 1 片/d）至今。5 月前无明显原因双手近指关节、掌指关节、双腕关节、双膝关节、双足第 1、5 跖趾关节肿胀、疼痛加重，左足第 2、3 趾肿胀、疼痛，双肩关节疼痛。病程中有双侧颞颌关节疼痛，有口干、眼干，偶有心慌、气短；无发热，无皮疹，无脱发，无口腔溃疡，无光过敏，无雷诺现象，无肌痛、肌无力，无尿急、尿频、尿痛，无腹痛、腹泻。为进一步诊治，门诊以"类风湿关节炎"收住入院。发病以来，饮食尚可，睡眠较差，大小便正常。现症：双手近指关节、掌指关节、双腕关节、双膝关节、双足第 1、5 跖趾关节及左足第 2、3 趾肿胀、疼痛，双肩关节及双侧颞颌关节疼痛，关节局部发热、发红。舌暗红，有瘀斑，苔淡黄，脉细数。

X 线示双手、双膝退行性骨关节病，软组织肿，建议复查；骨盆骨质未见异常。CT：①双肺轻度间质改变。②双侧胸膜略肥厚。心电图：ST – T 改变。骨超声：骨质疏松（T 值：– 2.5）。ANA 阳性，均质型、斑点型（+），免疫球蛋白、补体及 ENA 抗体谱未见异常。抗 CCP 抗体 1059.72IU/ml，RF471.00 IU/ml，AKA 阳性，CRP26.20mg/L，ESR54mm/h，25 – OH – VD25.9368ng/ml。血糖 4.14mmol/L。肝功：ALT16U/L，AST16U/L，TP60.0g/L，ALB28.9g/L。肾功：尿素 4.92mmol/L，肌酐 63μmol/L。肌酶谱：HBDH188U/L。电解质：Na145.3mmol/L，Cl112.1mmol/L。血脂未见异常。乙肝系列：HBsAb 阳性，余均为阴性。血常规：WBC4.5×10^9/L，RBC3.58×10^{12}/L，HGB88g/L，PLT311×10^9/L。证属肝肾亏虚、瘀血阻络证。

治以补益肝肾，蠲痹通络，活血化瘀，可用独活寄生汤加减。

桑寄生 10g　　秦艽 10g　　夜交藤 10g　　忍冬藤 10g

络石藤 10g　　鸡血藤 10g　　海风藤 9g　　白术 12g

丹参 12g　　菟丝子 10g　　砂仁 6g

5 剂，日 1 剂，水煎早晚分服。

二诊：患者关节肿痛明显减轻，活动改善，舌上瘀斑颜色变淡。

心得体会：方中五种藤类有温、有寒，均祛风通络，而夜交藤兼养血安神，鸡血藤兼行血补血，络石藤凉血消肿。

分析：患者年老，病程长，平素辛苦劳作又失于调养，致筋骨经脉无以充养，迁延不愈，反复发作，内及脏腑，肝肾受损，精亏髓少而骨失养，肝血不足而筋失养，故双膝关节、手关节畸形而功能差。《张氏医通》曰："有肾气不循故道，气逆挟脊而上，致肩背痛，或观书对弈久坐而致脊背痛者。"肾气上通于耳，精不足则气不足……致耳周连续麻。

医案 4

赵某，女，71 岁，住院号：168069，诊断：尪痹。

患者以"多关节肿痛 8 个月"之主诉于 2012 年 10 月 5 日入院。患者 8 个月前无明显诱因先后出现双手近指关节、掌指关节、双腕关节、双膝关节肿胀、疼痛，双肘关节及双肩关节疼痛，双手指晨僵约 5h，开始在当地县医院化验 RF 阴性，按"颈椎病"给予服药（具体药物不详）治疗近 20 d 无效，后在交大第一附属医院就诊，仍按"颈椎病"给予服药（具体药物不详）治疗半月，效果不明显，继在县中医院服中药粉剂半月无效，后去礼泉县私人诊所服扶他林、复方夏天无片至今，自觉关节肿痛有所减轻，但效果不佳，1 周前加服中汤药至今，效果不明显。病程中有口干，无眼干，无发热，无皮疹，无脱发，无口腔溃疡，无光过敏，无雷诺现象，无眼炎，无头痛、头昏，无尿急、尿频、尿痛，无腹痛、腹泻。为进一步诊治，门诊以"类风湿关节炎、骨关节炎、干燥综合征"收住入院。发病以来，饮食欠佳，睡眠尚可，大便干，无黑便，小便正常。现症：双手近指关节、掌指关节、双腕关节、双膝关节肿胀、疼痛，双肘关节及肩背部疼痛，关节局部发热。舌红苔白厚腻，脉滑数细。

X 线示双肺未见活动性病变，主动脉硬化征；双手退行性关节炎。骨超声示骨质疏松（−3.6）。ANA 弱阳性，斑点型（±），免疫球蛋白、补体及 ENA 抗体谱未见异常。抗 CCP 抗体 8.8742IU/ml，RF＜20.0 IU/ml，AKA 阳性，RF 分型未见异常，CRP60.80mg/L，ESR 44 mm/h，25−OH−VD 9.8406ng/ml。血糖 4.38mmol/L。肝功：ALT 44U/L，AST 36U/L，TP 67.5g/L，ALB 36.5g/L。肾功：尿素 7.15mmol/L，肌酐 45μmol/L。肌酶谱：LDH244U/L，HBDH193U/L。电解质：Na147.3mmol/L，Cl112.8mmol/L。血脂未见异常。乙肝系列：HBsAb 阳性，余均为阴性。血常规：WBC 4.88 × 10^9/L，RBC 3.65 × 10^{12}/L，HGB 118g/L，PLT 165 × 10^9/L。尿常规：URO（±），WBC（±）。证属湿热阻络。治以清热除湿，活血通络，自拟方如下。

鸡血藤 15g	忍冬藤 12g	桑寄生 10g	络石藤 10g
秦艽 12g	海风藤 9g	生薏苡仁 15g	白术 12g
木瓜 9g	土茯苓 10g		

5 剂，日 1 剂，水煎早晚分服。

二诊：患者双手及双下肢肿胀消退，但仍有关节疼痛，舌苔变薄。

分析：老年患者，病程长，体虚，邪滞，而成骨关节失养，而邪郁久又化热成瘀，脾气虚而生湿，所谓"土者，生万物而清天地"，今脾虚不运，生化乏源，湿邪内生，化热成痹，而成诸证。患者虽有湿热之象，但肝肾亏虚为本，为本虚标实之证，可先清标实，后补本虚。待肿消热退后，当健脾益胃、培补肝肾治疗。薛生白曰："太阴内伤，湿饮停聚，客邪再至，内外相引，故病湿热。"

医案 5

陈某，女，57 岁，住院号：168105，诊断：尪痹。

患者以"关节疼痛 4 年，加重伴肿胀 8 个月"之主诉于 2012 年 10 月 8 日入院。

4 年前无明显诱因出现双手第 1 掌指关节、双腕关节及颈部疼痛，无关节肿胀，开始在当地县医院化验后诊断为"类风湿关节炎"，给予服药治疗半年，效果不明显。3 年前在附近县医院口服泼尼松片（2 片/d 至 8 个月前）、柳氮磺吡啶片、白芍总苷胶囊、双氯芬酸钠胶囊至今，自觉关节疼痛减轻。8 个月前停服泼尼松片后病情加重，在兰州一私人医院住院，诊断同前，给予口服中药丸剂 5 个月，效果不显，1 个月前在私人诊所服中汤药至 1 周前仍无效。舌淡，苔薄腻，脉细数。

X 线示两肺纹理增多，心、膈未见异常；双手、双膝、双髋类风湿关节炎改变，建议复查。心电图示窦性心动过速。B 超示胆石症，肝、胰、脾、双肾声像图未见异常。骨超声示骨质疏松（T 值：-2.9）。ANA 阳性，均质型、斑点型（+），IGA5.09g/L，IGM3.26g/L，ENA 抗体谱未见异常。抗 CCP 抗体 31.1885IU/ml，RF174.00 IU/ml，AKA 阳性，CRP3.60mg/L，ESR120mm/h，25 - OH - VD 17.7181ng/ml。血糖 3.70mmol/L。肝功：ALT 12U/L，AST 18U/L，TP 62.5g/L，ALB 26.5g/L，ALP163U/L。肾功：尿素 5.93mmol/L，肌酐 37μmol/L。肌酶谱：LDH281U/L，HBDH204U/L。电解质及血脂未见异常。乙肝系列均为阴性。肿瘤系列未见异常。血常规：WBC5.7 × 10^9/L，RBC2.95 × 10^{12}/L，HGB63g/L，PLT550 × 10^9/L。尿常规：URO（±），WBC（±）。证属心脾两虚。治以益气补血，健脾养心，归脾汤加减。

党参 12g	白术 12g	云苓 10g	炙甘草 6g
炙黄芪 12g	夜交藤 12g	桑寄生 10g	秦艽 10g
枸杞子 10g	黄精 10g	生薏苡仁 15g	姜黄 6g

5 剂，日 1 剂，水煎早晚分服。

二诊：服药 1 周后患者关节肿痛稍有减轻，但自觉不明显。故上方调整如下：白术 15g，云苓 10g，炙甘草 6g，炙黄芪 12g，夜交藤 10g，白芍 9g，枸杞子 10g，鸡血藤 15g，山药 12g，太子参 10g，薏苡仁 15g。

5 剂，日 1 剂，水煎早晚分服。

心得体会：方中甘草蜜炙可增强补益心脾之气，配以炙黄芪补中益气作用更强。

三诊：患者关节肿痛减轻，活动及乏困感改善。

分析：脾气虚，健运失职，水谷无以输布，停滞关节经络，故关节肿、痛，久则成痰浊，故肿，阻络气机，脾虚水谷化生失职，气血化生无源，心脉不能滋养，故心悸、失眠多梦。方中太子参性略偏寒凉，属补气药中的清补之品，宜用于热病之后，气阴两亏、倦怠自汗、饮食减少、口干少津，而不宜温补者。此患者"心脾两虚"，因多年用药导致胃纳欠佳，故可遵《剂生方》服法"温服，不拘时候"，若服后效果不佳，应服十剂以上方可见效。

医案 6

韦某，女，36 岁，住院号：24429，诊断：尪痹。

以"间断多关节肿痛 2 个月"之主诉于 2015 年 7 月 29 日入院。2 个月前无明显诱因出现左手中指近端指间关节、左足跟肿胀、疼痛，来我院就诊，诊断为"类风湿关节炎"，给予口服"来氟米特、秦息痛"等药治疗，自觉关节症状改善，后一直坚持服药。1 个月后复查出现白细胞降低，故停用以上药物，但关节肿痛渐加重。舌质暗，苔薄，脉沉细。

X 线片示部分双手关节间隙变窄。心电图示窦性心动过缓。妇科 B 超及腹部 B 超未见异常。腰椎骨密度示低骨量（T 值：-1.6）。免疫常规未见异常。抗 CCP 抗体阴性，AKA 及 APF 均为阴性，RF 96.60IU/ml，CRP 阴性，ESR 44mm/h，25-OH-VD 25.2756ng/ml。肝功、肾功、肌酶谱未见明显异常。乙肝系列均为阴性。血常规：WBC2.7×10^9/L，RBC3.57×10^{12}/L。尿常规未见异常。证属气血两虚。治以益气养血，通络止痛，具体方药如下。

当归 12g　　白芍 12g　　鸡血藤 15g　　云苓 10g

黄芪 15g　　白术 12g　　秦艽 10g　　　炙甘草 6g

夜交藤 12g　枸杞子 10g

5 剂，日 1 剂，水煎早晚分服。

二诊：各症均轻，虚汗少，精神好，食纳正常，脉细，舌淡，苔薄。继用上方。

分析：患者平素经量多，又失于诊治，致气血亏损，脉络关节、筋骨失于濡养、温润，外邪易于侵袭、停着，故出现关节肿、痛，伴有四肢乏力、眠差、心悸、纳呆、脉细、舌淡均为气血不足之象。《素问·举痛论》曰"阴气竭，阳气未入，故卒然而痛"，《灵枢·本脏》曰"血和则经脉流行，营复阴阳筋骨劲强、关节清利"。所谓诸痹，营卫先虚，腠理不密，风寒湿乘虚内袭，正气为邪气所阻，不能宣行，因而留滞，气血凝涩，久而成痹。故治疗主以健补脾胃、培补气血以荣养筋骨。对不荣致病之患者，其因血虚致脉涩，故活血之药宜气轻、味轻，以免伤阴血。

医案 7

李某，女，43 岁，住院号：168986，诊断：尪痹。

以"多关节肿痛 7 个月"之主诉于 2012 年 11 月 12 日入院。7 个月前无明显诱因先后出现双足背、双踝关节、双膝关节、双手第 3 近指关节、右手第 2 近指关节、双手第 1 掌指关节、双腕关节肿胀、疼痛，双肘关节及双肩关节疼痛，双手指晨僵约 1h，开始在附近诊所服药（具体药物不详）治疗 3 个月无效。继在当地县医院化验（具体项目不详）后诊断为"类风湿关节炎"，给予服药（具体药物不详）治疗 1 个月，效果不显。又去北京一部队医院服中汤药及西药（具体药名不详）治疗 1 个月仍无效。近日服河北自制胶囊治疗，自觉服时关节症状可减轻，但停之则加重。现症：双手第 3 近指关节、右手第 2 近指关节、双手第 1 掌指关节、双腕关节、双膝关节、双踝关节及双足背肿胀、疼痛，双下肢肿胀，双肘关节及双肩关节疼痛，关节遇风则重，游走不定。舌质淡，苔白厚腻，脉濡。

X线示双肺未见异常，双膝及双手增生性关节炎。心电图示阵发性交界性心动过速。骨超声示骨量减少（T值：−1.5）。ANA阴性，免疫球蛋白、补体及ENA抗体谱未见异常。抗CCP抗体59.0314 IU/ml，RF105 IU/ml，AKA阴性，CRP37.8mg/L，ESR55mm/h，25−OH−VD11.38ng/ml。血糖3.00mmol/L。肝功：ALT38U/L，AST 24U/L，TP 58.6g/L，LB27.1g/L。肾功：尿素5.31mmol/L，肌酐51μmol/L。肌酶谱：LDH236U/L，HBDH196U/L。电解质：Na138 mmol/L，Cl100.7mmol/L，K4.00 mmol/L。血常规：WBC12.0 × 10^9/L，RBC3.38 × 10^{12}/L，HGB80g/L，PLT575 × 10^9/L。尿常规、粪常规未见异常。证属风湿痹阻。治以祛风除湿，通络止痛，羌活胜湿汤加减。

羌活6g	独活6g	桑寄生10g	鸡血藤12g
秦艽12g	忍冬藤12g	生薏苡仁15g	白术12g
生黄芪10g			

5剂，日1剂，水煎早晚分服。

二诊：1周后患者双手、双下肢肿胀有所消退，但双手指、腕关节疼痛改善不明显。

分析：患者因起居失宜，风湿之邪侵入人体，痹阻经络、关节。《注解伤寒论·辨太阳病脉证并治》指出："风则伤卫，湿流关节，风湿相搏，两邪乱经，故骨节疼烦、掣痛，不得屈伸……风胜则卫气不固，汗出，短气，恶风不欲去衣，为风在表；湿胜则水气不行，小便不利或身微肿，为湿外搏也。"风者善行而数变，湿者黏腻不善走，有风邪领路则痛无定处，湿性重浊、黏滞，故关节肿胀，肢体沉重，湿困脾土而见困倦乏力，风湿相搏，痹阻气血，经络失和，故肌肤麻木不仁，苔白厚腻，脉濡均为湿邪之象。方中用生黄芪以利水消肿为主，而补气升阳作用较弱，全方以祛风除湿为主，兼有清热之功。

医案8

梁某，女，68岁，住院号：170733，诊断：骨痹。

以"肌肉疼痛8个月"之主诉于2013年1月18日入院。8个月前无明显诱因先后出现双大腿、双臀部、颈部、肩胛部、双上臂肌肉疼痛、僵硬、乏困，下蹲困难，举物不能，一直未系统诊治，仅在当地中医院检查未见异常，未明确诊断，给予行针灸治疗后肌肉疼痛减轻，但乏困感有所加重，后给予口服雷公藤、布洛芬、双氯芬酸钠胶囊等药治疗至今，上述症状有所减轻，但未完全缓解。现症：双大腿、双臀部、颈部、肩胛部、双上臂肌肉疼痛。舌淡红，苔薄白腻，脉细数。

X线示两肺纹理多，主动脉硬化征；颈椎骨质增生；双膝退行性骨关节病。心电图：左心室肥厚。B超示胆囊已切除，肝、胆总管、胰、脾、双肾声像图未见异常。骨超声示：骨量减少（T值：-1.8）。ANA阴性，免疫球蛋白、补体及ANA抗体谱未见异常。RF<20.0 IU/ml，CRP16.70mg/dl，ESR11 mm/h，25-OH-VD20.9856 ng/ml。血糖4.55 mmol/L。肝功：ALT9U/L，AST19U/L，TP62.0g/L，ALB34.6 g/L。肾功：尿素5.65 mmol/L，肌酐50 μmol/L。肌酶谱：LDH252U/L，HBDH221U/L。电解质：Cl112.8mmol/L。血脂未见异常。乙肝系列均为阴性。肿瘤系列均未见异常。血常规：WBC4.2×10⁹/L，RBC3.80×10¹²/L，HGB112 g/L，PLT216×10⁹/L。尿常规：WBC（±）。粪常规未见异常。证属肝肾亏虚。治以补脾养精，益肝补肾，通络止痛，独活寄生汤加减。

桑寄生12g	秦艽12g	防风6g	忍冬藤10g
白芍10g	云苓12g	鸡血藤15g	熟地6g
生地6g	桑枝12g	牛膝12g	木瓜10g
葛根10g			

5剂，日1剂，水煎早晚分服。

二诊：患者四肢及颈、肩、臀部肌肉疼痛、僵硬、乏困感改善，双手可提物。

分析：患者年高，且痹证日久，风、寒、湿、瘀留连，着于筋脉、肌肉、关节，营卫二经涩滞不通，气虚运行不畅，久则肝肾亏虚，气血失荣，患者病程近1年，多方用药，克伐脾胃，再加复感外邪，则加重病证，所谓"筋膜干，则筋急而挛，发为筋萎"，肾精虚则"骨枯髓减"，足不任身，故腰膝足疼痛、无力、活动不佳。方中生、熟地相配以滋阴养血，葛根走阳明经，止项背强痛，全方以补益肝肾为主，兼有清湿热之效。葛根为阳明经引经药，在外可发腠理解肌止痛，在内可升阳生津，煎药时要去沫，以防出现烦呕。

医案9

刘某某，女，40岁，住院号：171346，诊断：狐惑病（白塞病）。

以"反复双下肢红斑伴口腔溃疡4年余，加重2个月"之主诉于2013年2月19日入院。患者4年前无明显诱因出现双下肢肿胀，皮肤红斑，有触痛，伴有反复口腔溃疡及眼炎，针刺局部出现红色斑点伴脓疱疹，开始在当地县医院就诊，诊断为"结节红斑"，给予用药（具体药名不详）治疗，效果不显。继去平凉某医院住院，诊断同前，给予口服地塞米松（具体剂量不详）共1瓶及消炎药（具体不详）治疗，但病情反反复复，后又去宁夏秦杨风湿病医院就诊，诊断为"白塞病"，给予口服其自制药及中汤药50剂，效果不佳。后曾去西京医院就诊，但未明确诊断。后曾在交大第一附属医院就诊，诊断为"结节红斑"，给予口服益脉康片、白芍总苷、芦丁片40d，疗效尚可。1年半前因病情反复在我院住院，诊断为"白塞病"，给予口服硫唑嘌呤、沙利度胺、化瘀消痹胶囊、美洛昔康治疗近2个月效果尚可，后一直未服药。近2个月病情反复，出现咽痛、双下肢红斑、口腔溃疡、全身乏困，仅在当地诊所间断静点消炎药（具体药名不详）6d及口服中汤药4剂至今，效果不显。病程中曾有间断发热（体温最高达39.3℃），有口干、眼干，无光过敏，无雷诺现象，无肌痛、肌无力，无关节肿痛，无明显反酸、嗳气，无腹痛、腹泻，无尿急、尿频、尿痛。为进一步诊治，门诊以"白塞病"收住入院。发病以来，饮食及睡眠尚可，大小便正常。现症：双下肢及左肘关节处皮肤红斑，口腔溃疡。舌淡，苔白厚，脉细滑。

胸片示双肺未见活动病变，心、膈未见异常。心电图示 ST－T 改变。腹部 B 超示脾大（肋下 6.6cm），肝胆胰双肾声像图未见异常。骨超声示骨密度在正常范围内。RF＜20.0IU/ml，CRP5.26mg/dl，ESR28 mm/h。ANA 阴性，ENA 抗体谱抗 SSA 抗体（＋）。免疫球蛋白、补体未见异常。25－OH－VD16.8668ng/ml。肝功：ALT13U/L，AST16U/L，TP59.9 g/L，ALB37.3 g/L。肾功：尿素3.34mmol/L，肌酐54μmol/L。血糖3.88mmol/L。肌酶、电解质及血脂正常。乙肝系列均为阴性。肿瘤系列：铁蛋白4.5ng/ml，余未见异常。ANCA 及 ACA 均为阴性。血常规：WBC5.3×10⁹/L，RBC3.39×10¹²/L，HGB 83g/L，PLT 112×10⁹/L。尿常规：BLD（＋）。粪常规未见异常。证属肝肾阴虚。治以滋补肝肾，养阴清热，导赤散加减。

白茅根 12g	炙黄芪 12g	白术 12g	沙参 10g
忍冬藤 10g	秦艽 10g	生地 9g	云苓 12g
菊花 9g	三七粉 3g⁽冲⁾		

5 剂，日 1 剂，水煎早晚分服。

二诊：患者双下肢红斑消退，口腔溃疡愈合。上方去白茅根、生地，加枸杞子10g，生、熟地各6g，元参12g。

分析：患者因脾虚失运，致水湿潴留，积而化热，同时气血生化不足，致肝血不足，因而虚火内扰，湿热交蒸，随后流注下肢而生结节红斑，上攻则生口腔溃疡，水谷精微失于输布则疲乏、五心烦热。方中三七粉，每取3g左右，用中药汤剂含漱数分钟后，徐徐咽下，2 次/d，有生肌、止痛、敛疮之功，对口腔溃疡疗效甚好。

医案 10

张某某，女，47 岁，住院号：175247，诊断：骨痹。

以"间断多关节肿痛 15 年，加重 2 年"之主诉于 2013 年 6 月 21 日入院。15 年前无明显诱因出现双手近指关节、双肘关节、双踝关节肿胀、疼痛，双肩关节疼痛，伴晨僵，时间约 2h，活动后可减轻，一直未系统诊治，仅在当地诊所及药店间断服药（具体药名不详）治疗至今。2 年前又出现双膝关节肿胀、疼痛，双足背肿胀，影响行走。现症：双手远端指关节增大，双肩关节疼痛，左手第 1 指间关节、双肘关节、双膝关节、双踝关节肿胀、疼痛，双足背肿胀，关节局部发热。舌红，苔黄，脉细滑。

X 线示双肺纹理多，主动脉钙化征；双手、双踝大骨节病并骨质退行性改变。心电图示窦性心律不齐。B 超示肝、胆、胰、脾、双肾声像图未见异常。骨超声示骨量减少（T 值：−1.4）。ANA 阴性，免疫球蛋白、补体未见异常，ENA 抗体谱阴性；抗 CCP 抗体 11.9554 IU/ml，RF < 20.0IU/ml，CRP2.36mg/L，AKA 阴性，ESR19mm/h，25 − OH − VD14.0203ng/ml。肝功、肾功、肌酶、电解质、血糖及血脂未见明显异常。乙肝系列阴性。血常规：WBC6.3 × 10^9/L，RBC4.88 × 10^{12}/L，HGB136g/L，PLT143 × 10^9/L。尿、粪常规未见异常。证属湿热阻络。治以清热利湿，通络止痛，二妙散加减。

苍术 10g	黄柏 10g	生薏苡仁 15g	牛膝 6g
忍冬藤 10g	秦艽 10g	桑寄生 10g	菊花 9g
木瓜 9g	益母草 12g		

7 剂，日 1 剂，水煎早晚分服。

二诊：患者关节肿痛减轻，活动改善，但仍不能下蹲。

分析：患者素体丰肥，内有蕴热，又素食辛辣，致湿热之邪灼伤筋脉关节，故关节肿胀、疼痛、屈伸不利；湿热熏蒸，中焦阻滞，故腹胀，饭后嘈杂；湿热下注则带下多、色黄。正如《金匮翼》中所记："脏腑经络先有蓄热，而遇风寒湿气客之，热为寒郁，气不得伸，久则寒亦化热。"益母草，《本草正》中谓其惟"血热、血滞"宜之，在本方中既可活血散瘀止痛，又可清热解毒消肿而止带。方中虽仅有十味中药，但清利之中有补益，为标本兼治之方。

医案 11

郑某，男，41 岁，农民，住院号：174168，诊断：大偻。

以"反复关节疼痛 20 年，加重 1 个月"之主诉于 2013 年 5 月 13 日入院。20 年前无明显原因出现左侧大腿根疼痛，影响行走，开始在当地诊所服泼尼松片（2 片/d）、吲哚美辛（消炎痛）3 个月关节疼痛减轻，但停药后又加重，后在西安红会医院住院，诊断为"股骨头坏死"，给予用药（具体药名不详）治疗 2 个月效果不显，又去宝鸡人民医院住院，诊断为"强直性脊柱炎"，给予用药（具体药名不详）治疗 1 个月仍无效，继在我院分院住院，诊断同前，给予口服秦息痛等药 3 个月，效果尚可，后间断服药 1 年停药。5~6 年后渐出现左髋关节、腰背及颈部、右侧臀部、右侧大腿根疼痛，病情反复时在我院门诊间断服秦息痛、化瘀消痹胶囊等药治疗至 1 年前，其间曾服河南的"风湿灵胶囊"1 年。1 年多前间断服当地私人诊所的丸药至 5 个月前。4 个月前因病情反复在我院住院，诊断同前，给予口服柳氮磺吡啶、来氟米特、化瘀消痹胶囊、醋氯芬酸治疗至今。1 个月前于感冒后出现颈肩部僵硬、疼痛，右髋部及腹股沟区疼痛加重，行走较困难。病程中无口干、眼干，无发热，无皮疹，无口腔溃疡，无眼炎，无腹痛、腹泻，无尿急、尿频、尿痛。发病以来，食纳少，睡眠尚可，大小便正常。现症：右髋关节及右侧大腿根疼痛，颈肩部僵硬、疼痛。舌淡，苔白厚，脉沉细。

CT：①双侧髋关节改变符合强直性脊柱炎。②左髋关节退行性改变。腹部超声示右肾重度积水伴多发结石，肝、胆、胰、脾、左肾声像图未见异常。心电图正常。ANA 阴性，LDH267U/L，HBDH216U/L，肾功、血脂未见异常，CRP11.00mg/dl。粪常规未见异常。证属肾虚督寒。治以补肾强督，温经祛寒，补肾强督汤加减。

鸡血藤 12g　　防风 12g　　片姜黄 9g　　葛根 12g

伸筋草 10g　　茯苓 10g　　独活 12g　　桑枝 12g

桑寄生 10g　　炒薏米 15g

3 剂，日 1 剂，水煎早晚分服。

二诊：患者右髋关节疼痛减轻，活动有所改善，食纳稍有增加。继用初诊方。

三诊：患者颈肩髋部僵硬、疼痛缓解，食纳及夜休尚可，二便正常。加狗脊 15g 以增强通督强脊之功。

分析：患者一直体质较差，此乃先天不足，又后天失养，肾气亏虚，外邪乘虚而入，失治而深入肾督，筋脉失调，督脉失荣，内外合邪滞于脊督；加之患者病程长达 20 年，病位在肾，而病久用药杂乱无章，伤及脾胃，致气血生化乏源，而肾精不足则髓空骨枯，而筋萎，关节变形，所谓"骨病不已舍于肾"。因起居饮食不慎，外邪瘀阻于督脉，督脉与太阳经在风门交会，辅助太阳经起卫外作用，督脉通则卫阳振，卫阳振则腠理致密，邪不能犯，若督脉痹阻，则发为腰背痛，经言"督脉为病，脊柱反折"。方中虽未用虫类及壳类等血肉有情之品，但补中有通，补而不滞，通则不痛。

医案 12

卫某，女，63 岁，住院号：174243，诊断：骨痹。

以"关节疼痛 15 年"之主诉于 2013 年 5 月 15 日入院。15 年前无明显诱因先后出现双膝关节疼痛、僵硬，下蹲困难，劳累后加重，休息后减轻，右肩关节疼痛，天气变化时双手近指关节、远指关节疼痛，仅在当地医院按"骨质增生"服药（具体药物不详）治疗半月，效果不显，后一直未诊治。病程中无发热，无皮疹，无脱发，无光过敏，无雷诺现象，无口腔溃疡，无皮肤硬化，无肌痛、肌无力，无头痛、头昏，无胸闷、气短，无心悸、心慌，无腹痛、腹泻，无尿急、尿频、尿痛。今为进一步治疗，门诊以"骨关节炎骨质疏松症"收住入院。发病以来，饮食及睡眠尚可，大便干，无黑便，小便正常。现症：双膝关节疼痛、僵硬，关节局部发热，伴口干、眼涩。舌质红，苔黄，脉滑。

X线示：双肺未见活动病变，心膈未见异常；双膝退行性关节炎。心电图正常。B超肝、胆、胰、脾、双肾声像图未见异常。ANA阳性，着丝点型（++），免疫球蛋白、补体未见异常，ENA抗体谱：CEN P-B（+++）。抗CCP抗体11.3864IU/ml，CRP 2.50mg/L，RF < 20.0IU/ml。25 – OH – VD13.0356ng/ml。血糖10.09mmol/L。肝功：ALT15U/L，AST16U/L，TP63.7U/L，ALB38.1g/L，ALP166U/L。肾功：尿素5.98mmol/L，肌酐41μmol/L。肌酶谱：HBDH194U/L。血脂：TC5.76mmol/L。电解质未见异常。乙肝系列均为阴性。血常规：WBC 5.4×10^9/L，RBC 4.69×10^{12}/L，HGB 134g/L，PLT 180×10^9/L。尿常规：GLU（+++）。粪常规未见异常。证属湿热阻络。治以清热利湿，通络止痛，二妙散加减。

苍术10g	黄柏10g	防风6g	忍冬藤10g
防己10g	牛膝10g	薏苡仁15g	防风6g
桑枝10g	连翘12g	粉萆薢6g	

5剂，日1剂，水煎早晚分服。

二诊：患者关节肿胀消退，关节疼痛减轻，活动改善，但双膝关节仍不能下蹲。

分析：上方脾胃虚寒者慎服，应用时忌食辛辣油腻之物，且中病即止，不可过服，湿热之象退后应以补益肝肾为主。湿热痹阻证多因素体阳气偏盛，内有蕴热，感受风寒湿热之邪，或有风寒湿痹，经久不愈，邪流经络，蕴化为热所致。热为阳邪，阳盛则热，故见发热、烦闷不安、小便黄、舌红之象。湿为阴邪，重着黏腻，湿胜则肿，湿热交阻于经络、关节、肌肉等处，故见关节肌肉呈局部红肿、灼热之象，且有沉重感。气血阻滞不通，不通则痛，故关节疼痛，骨节屈伸不利。湿热交阻于内，故虽口渴而不欲饮。舌苔黄腻、脉濡数或滑数均为湿热所致。由于湿热交结，胶固难解，其病常呈缠绵之势。

医案 13

常某，女，39 岁，住院号：171792，诊断：尪痹。

以"反复关节肿痛 20 年，加重 1 年"之主诉于 2013 年 3 月 4 日入院。患者 20 年前无明显诱因出现右手第 4、5 近指关节肿胀、疼痛，3~4 年后渐出现左手近指关节、右手第 2 掌指关节、双腕关节、双膝关节、双踝关节、双足跖趾关节肿胀、疼痛，双肩关节疼痛，双手指晨僵约 4h，曾先后 5 次在我院住院，均诊断为"类风湿关节炎"，给予口服秦息痛、柳氮磺吡啶、青霉胺、来氟米特等药间断治疗至 2 年前，病情反反复复。1 年多前在私人诊所服中汤药至今，自觉开始效果尚可，但近 1 年双膝关节、双手近指关节肿胀、疼痛加重，近日行走困难。病程中曾有双侧颞颌关节疼痛，有轻度口干，无眼干，无发热，无皮疹，无脱发，无口腔溃疡，无光过敏，无雷诺现象，无尿急、尿频、尿痛，无腹痛、腹泻。为进一步诊治，门诊以"类风湿关节炎"收住入院。发病以来，饮食及睡眠尚可，大小便正常。现症：左手近指关节、双膝关节肿胀、疼痛，双腕关节、双踝关节肿胀，双肩关节疼痛，伴有面色不华，神疲乏力。舌淡，苔白厚，脉沉细。

X 线示双手、双膝类风湿关节炎并退行性骨关节病；双下肺纹理多；心、膈未见异常。胸部 CT 平扫未见明显异常。B 超示肝、胆、胰、脾、双肾声像图未见异常。心电图正常。骨超声示骨量减少（T 值：-1.9）。ANA 弱阳性，斑点型（±），IGG18.60 g/L，IGM 3.17g/L，C40.14g/L，ANA 抗体谱 RNP/Sm（＋），抗 SSA 抗体（＋）。AKA 阴性，抗 CCP 抗体 78.8680 IU/ml，RF 1740.00 IU/ml，CRP 63.00mg/L，ESR 86mm/h，25 - OH - VD 10.4076ng/ml。血糖 3.26mmol/L。肝功：ALT6U/L，AST17U/L，TP 67.9g/L，ALB30.8g/L。肾功：尿素 8.68mmol/L，肌酐 60μmol/L。肌酶谱：LDH289U/L，HB-DH234U/L。电解质及血脂未见异常。乙肝系列：HBsAb 阳性，余均为阴性。血常规：WBC4.1×10^9/L，RBC3.62×10^{12}/L，HGB96g/L，PLT395×10^9/L。尿常规：BLD（＋＋＋）。粪常规未见异常。证属

气血亏虚。治以补益气血，宣通脉络，八珍汤加减。

黄芪15g	白术12g	云苓10g	川断9g
桑寄生10g	鸡血藤15g	秦艽10g	桑枝12g
杜仲10g	山茱萸10g	黄精12g	

5剂，日1剂，水煎早晚分服。

二诊：患者关节肿痛减轻，可自行下床行走活动，但双膝关节仍不能下蹲。

分析：患病年久，失治、误治，致气虚血少，筋骨失养，而出现关节疼痛、肿胀反复发作。《难经》曰"气者人之根本也"，正气不足，无力推动与温煦脏腑经络、筋骨，致筋脉挛缩而不用。《灵枢》曰："血和则经脉流行，营复阴阳，筋骨劲强，关节清利。"《素问·举痛论》曰："脉涩则血虚，血虚则痛。"故伴有面色不华、神疲乏力、关节不用。方中补血用黄精，而非当归，因其性味甘、平，归脾、肺、肾经，可滋肾润肺，补脾益气，《本草纲目》："补诸虚……填精髓。"

医案14

杨某，女，23岁，住院号：170115，诊断：尪痹。

以"关节肿痛4年余，加重20d"之主诉于2012年12月27日入院。患者4年多前无明显诱因出现双手近指关节肿胀、疼痛，双手指晨僵1h，在天水市医院检查（具体项目不详）后诊断为"类风湿关节炎"，给予口服白芍总苷、柳氮磺吡啶、来氟米特、甲氨蝶呤2年并服泼尼松片（2片/d）半年，自觉开始效果尚可，渐服则无效。2年前出现双膝关节肿胀、疼痛，行走困难，即在华西医院住院，诊断同前，给予口服来氟米特、甲氨蝶呤并注射益赛普治疗4个月，关节肿痛减轻，但仍不能行走，故在当地口服及泡洗藏药半年余，关节肿痛未减轻反加重。9个月前在当地私人诊所服中汤药及西药片剂（具体不详）4个月，效果不显，5个月前出现间断发热（最高达39℃，共3次），双手近指关节、掌指关节、双腕关节、双肘关节、双膝关节、双踝关节、双足跖趾关节肿胀、疼痛，颈肩部及双髋关节疼痛，即来我院住院，诊断同前，给予口服甲泼尼龙、羟氯喹、甲氨蝶呤、秦息痛、醋氯芬酸等药至今，关节肿痛缓解，可拄拐行走。近20d无明显原因左膝关节肿胀、疼痛有所加重，影响行走，颈肩部疼痛。病程中曾有双侧颞颌关节炎，有牙龈出血，无皮肤紫癜，无口干、眼干，无皮疹，无脱发，无口腔溃疡，无光过敏，无雷诺现象，无尿急、尿频、尿痛，无腹痛、腹泻。为进一步诊治，门诊以"类风湿关节炎"收住入院。发病以来，饮食及睡眠欠佳，大小便正常。现症：双手近指关节、掌指关节、双腕关节肿胀、疼痛均不明显，双肩关节疼痛，左膝关节肿胀、疼痛，关节局部发热。舌淡，苔白，脉细数。

X线示两肺未见活动性病变，心、膈未见异常；颈椎曲度直，建议复查；双膝符合类风湿关节炎改变。心电图正常。B超示肝右叶较强回声区（1.4cm×1.2cm），考虑肝血管瘤，胆、胰、脾、双肾声像图未见异常。骨超声示骨量微量减少（T值：-0.9）。ANA阴性，IGM3.15mg/dl，补体未见异常。抗CCP抗体595.6470IU/ml，RF 23.10IU/ml，CRP41.50mg/dl，ESR16mm/h，25-OH-VD 10.4498ng/ml。血糖3.66mmol/L。肝功：ALT41U/L，AST23U/L，TP67.8g/L，ALB38.6g/L。肾功：尿素6.38mmol/L，肌酐46μmol/L。肌酶谱、电解质及血脂未见异常。血常规：WBC4.3×10^9/L，RBC 3.22×10^{12}/L，HGB 97g/L，PLT 79×10^9/L。尿常规BLD（±），URO（±）。粪常规未见异常。证属气血两虚。治以补气养血，蠲痹通络，八珍汤加减。

炙黄芪10g	白术12g	云苓12g	桑寄生9g
秦艽9g	木瓜9g	鸡血藤12g	炙甘草3g
元参10g	谷芽10g	薏苡仁10g	

5剂，日1剂，水煎早晚分服。

二诊：患者关节肿痛减轻，行走活动改善。但仍有双肩关节疼痛，夜休差伴心烦。复查血常规：WBC 4.2×10^9/L，RBC 3.17×10^{12}/L，HGB 97g/L，PLT 151×10^9/L，ESR 9mm/h，CRP10.40mg/L，

RF<20.0IU/ml。上方加白芍10g以养血敛阴止心烦，柔肝舒筋止痛；夜交藤12g可补阴敛阳安神，兼具祛风通络。

分析：患者痹病日久，脾胃受损，生化乏源，故四肢乏困，食少便溏，带下白多；气虚血少，关节、肌肉失于濡养，而出现面色不华，关节僵痛、困。《素问·逆调论》："营血虚则不仁，卫气虚则不用，营卫俱虚则不仁且不用。"《素问·痹论》："痹在骨则重，在于脉则血凝而不流，在于筋则屈不伸，在于肉则不仁。"仲景指出"营气不通，卫气独行，营卫俱微，三焦无所御，四属断绝，身体羸瘦"。方中炙黄芪补中益气，气旺则血生；鸡血藤苦、甘、温，走四肢，既可行血补血，又可舒筋活络、祛风止痛；加秦艽一味以疏风利湿清热；而玄参除有滋阴凉血之功外，还有清热解毒之效，使补中有清。

医案 15

刘某，女，48岁，住院号：28812，诊断：尪痹。

以"反复多关节肿痛30年，加重半年"之主诉于2015年11月28日入院。30年前无明显诱因先后出现双手近端指间关节、掌指关节、双腕关节、双肘关节、双膝关节、双踝关节肿胀、疼痛，双肩关节及双髋关节疼痛，双手指晨僵持续时间3~4h，开始在当地卫生院给予口服药物（具体药物不详）及行针灸等间断治疗5~6年，之后自觉病情时轻时重，未重视。8年前在当地县医院住院，诊断为"类风湿关节炎"，给予口服药物（具体药物不详）治疗1个月，效果不显，后经人介绍来我院住院，诊断同前，给予口服甲泼尼龙（2片/d，半年后停服）、青霉胺（后因出现味觉异常而停服）、秦息痛、尼美舒利等药治疗4年，自觉效果尚可。3年前因左膝关节肿胀、疼痛加重，再次在我院住院，诊断同前，给予口服来氟米特、白芍总苷、甲泼尼龙（1.5~2片/d）、阿法骨化醇治疗至今，自觉开始效果尚可，但近半年无明显诱因双踝关节肿胀、疼痛加重，且出现双足跖趾关节肿胀，疼痛不明显。病程中有口干，无眼干，无发热，无皮疹，无脱发，无口腔溃疡，无光过敏，无雷诺现象，无眼炎，无头痛、头昏，无尿急、尿频、尿痛，无腹痛、腹泻。为进一步治疗，门诊以"类风湿关节炎"收住入院。发病以来，饮食欠佳，睡眠尚可，大便干，无黑便，小便正常。现症：四肢关节肿胀、疼痛、活动受限，关节变形，伴腰膝酸软。舌淡红，苔薄白，脉细滑。

X线示双踝类风湿关节炎，骨盆未见明显异常。胸部CT示双肺多发局限性轻度渗出性病变。心电图示窦性心动过速，T波改变。腹部B超示肝、胆、胰、脾、双肾声像图未见异常。腰椎骨密度：骨质疏松（T值：−2.6）。ANA阳性，均质性、斑点型（＋＋）。抗CCP抗体608.27IU/ml，RF37.9 IU/ml，CRP35.60mg/L，ESR42mm/h，25−OH−VD10.9902ng/ml。肝功：ALB37.7g/L。肾功：尿素9.31mmol/L，肌酐79μmol/L。肌酶谱：LDH287U/L，HBDH241U/L。电解质、空腹血糖、血脂未见异常。乙肝系列均为阴性。血常规：HGB87g/L。尿常规、粪常规未见异常。证属肝肾亏虚。治以补益肝肾，活血通络，具体方药如下。

熟地9g	沙参12g	白术12g	生地9g
鸡血藤15g	炙五味子6g	夜交藤10g	伸筋草10g
白芍12g	云苓10g	防风9g	菟丝子12g
石斛9g			

7剂，日1剂，水煎早晚分服。

二诊：患者双踝关节肿胀、疼痛明显减轻，活动改善。复查：血常规：HGB95g/L。RF23.10IU/ml，CRP6.26mg/L，ESR24mm/h。肝功：ALB38.6g/L。肾功：肌酐75μmol/L。

分析：患者病久，正不胜邪，久及肝肾，肾在体为骨，藏真阴而寓元阳；肝在体为筋，主筋骨关节之屈伸，再加痹病日久不愈，湿痰及血瘀阻滞经络，化热伤阴，故出现骨不任力而骨痛，关节及筋脉失养而屈伸不利，阴血不足而至夜五心烦热，肌肉失荣而肉萎形瘦。《临证指南医案》："初病在经，久病入络……气既久阻，血亦应病，循行之脉络自痹。"故关节、经脉、肝肾失于荣养，而现诸症。患者因湿热之象已去，目前以补益肝肾为主，配以舒筋通络，对于病情缓解期疗效较好。

医案 16

蒙某，女，39 岁，住院号：6173，诊断：燥痹。

以"口干、眼干伴关节疼痛 9 个月，加重 1 个月"之主诉于 2014 年 2 月 19 日入院。9 个月前无明显原因出现口干、眼干，吞咽干性食物困难，双膝关节疼痛、乏困、怕冷，曾在我院门诊诊断为"原发干燥综合征"，给予口服白芍总苷等药间断治疗至今。1 个月前又出现双手指关节、双腕关节、双足第 1、5 趾外侧疼痛，伴发脱齿落、骨疏、五心烦热、失眠多梦。舌红少苔，脉涩。

检查：骨超声示骨质疏松。ESR 40mm/h，RF 528.00IU/ml，K3.0mmol/L，$CO_2$17.6mmol/L，免疫常规示 ANA 阳性，斑点型（＋＋），抗 SSA 抗体（＋），抗 Ro52 抗体（＋）。证属肝肾阴虚。治以养阴润燥，调补肝肾，自拟方如下。

鸡血藤 15g	生地 10g	熟地 10g	天冬 6g
麦冬 6g	沙参 12g	夜交藤 12g	元参 12g
地骨皮 9g	补骨脂 10g	柏子仁 10g	赤芍 9g
白芍 9g			

5 剂，日 1 剂，水煎早晚分服。

二诊：患者关节疼痛减轻，口干改善。复查：ESR 12mm/h，RF 314.00IU/ml，K3.7mmol/L，$CO_2$20.6mmol/L。但惟略有嗳气、胃胀，此乃燥伤胃阴，而养阴润燥之品有碍胃之弊。故在初诊方基础上加白术、山药、白扁豆各 12g，佛手 9g 以补气健脾、疏肝理气之品。徐玲老师认为脾主要功能即化生气血、运化水液，脾气健运则水谷精液才能输布全身，滋润脏腑经络，即"脾气健则运化生"。调养脾胃之气，使饮食及药物得以充分吸收，津液自生。方中赤芍与白芍同用，为徐玲老师常用配伍，一散一敛，既可散邪行血，又可敛阴益营，二者相得益彰。

分析：所谓燥即津液枯少，燥盛则阴虚，阴虚则血少，津液无以化生，则机体各脏腑失于濡养，气血运行受阻，经脉不通，故现发坠、齿落、肌肉麻痛、五心烦热、失眠多梦。《杂病源流犀烛》："夫阳明燥金，乃脾与阳明之气也，故燥之为病，皆阳实阴虚，血液衰耗所致。"燥痹以阴血亏虚，津枯液涸，筋脉关节及脏器失濡为主要病机。经言"诸涩枯涸，干劲皲揭，皆属于燥""燥胜则干"。肝阴虚则口干、咽干、咳嗽、咯痰困难；胃阴虚则咽干，吞咽干性食物困难，纳少。肝血虚则双目干涩等，在治疗上要抓主要方面，即调养脾胃后天之本，胃可受纳，脾可生化，阴血生化有源，一切症状迎刃而解。无论何种证型均应以滋阴润燥为主旨，临证中，可据兼有之邪，气阴二者之不足程度，以及患者个体差异，服药反应而随证治疗。干燥综合征实属中医之"内燥"，其因某种不同因素而影响了机体津液代谢，而表现各证，故治疗中以润燥为首，祛除病因也应考虑到。

医案 17

王某，女，34 岁，诊断：痹病（产后风湿）。

以"关节怕冷、疼痛 1 年"之主诉于 2014 年 1 月 7 日入院。1 年前于产后 2 个月出现双手指末端、腕、踝、足趾末端、肘、肩关节疼痛，怕冷怕风，一直间断在当地治疗（具体不详），效果不显。3 个月前因受凉、劳累后病情加重，伴麻木、自汗出。舌淡红，苔白，脉弦。

T36.3℃，P72 次/min，R16 次/min，BP100/60mmHg。步入病房。双肺呼吸音清，未闻及干湿性啰音。心率 72 次/min，律齐，各瓣膜听诊区未闻及杂音。肝脾肋下未触及。脊柱曲度存在，各椎体棘突无明显压痛。双肩、双肘关节有轻度压痛；双腕关节未见肿胀，有轻度压痛；双手指有轻度压痛；双膝关节未见肿胀，有轻度压痛；双踝关节无肿胀，有压痛。骨超声示骨量减少。25-OH-VD21.2142ng/ml。HLA-B27 阳性。证属营卫不和，治以调和营卫，解肌通络，祛邪止痛，桂枝汤加减。

桂枝 10g   白芍 10g   鸡血藤 15g   防风 10g

忍冬藤 12g   秦艽 12g   郁金 9g   姜黄 9g

黄芪 12g   白术 12g   蒲公英 12g

5 剂，日 1 剂，水煎早晚分服。

二诊：患者全身关节怕冷、疼痛减轻，双手指麻木明显改善，但自汗无缓解，伴有口干、咽干、心悸、失眠。汗为心液，心主血，出汗过多则营血亏虚，伤及脾胃之阴，故徐玲老师在一诊方基础上加石斛以敛汗养阴，加木瓜以柔肝敛阴、舒筋止痛，有一药二用之功。

分析：产后多虚，再加起居失慎，致风寒客表、营卫不和，卫阳虚则肌表空虚而恶风畏寒，营阴不能内守则汗自出，又加重了伤阳损阴，风寒客表则头身疼痛，而现各证。营卫不和则自汗，主因卫气不固，腠理失密，而出汗多又导致营阴不足，反过来又加重了卫气虚，多汗伤阴，则频繁出现心悸、失眠之症，气血不足则疲乏无力、面色少华。故治疗时既要固卫外，又要护阴血，方可达到阴阳和合、开阖如常。患者外寒内热，徐玲老师认为当用疏散之法以清内热。

医案 18

姜某，女，61 岁，住院号：3618，诊断：尪痹。

以"反复关节肿痛 21 年"之主诉于 2013 年 11 月 19 日入院。21 年前无明显原因出现双手指、双腕、双膝关节肿胀、疼痛，曾多次在我院住院，均诊断为"类风湿关节炎"，予服秦息痛（院内制剂）等药间断治疗 10 年，近 10 年未服药，仅行针灸、理疗、拔罐等。半年前行腕、膝、踝小针刀治疗。半月前病情加重，伴晨僵，屈伸不利，关节变形，口干，眼干，腰膝酸软。舌淡，苔薄，脉细滑。

T 36.1℃，P 76 次/min，R 16 次/min，BP 110/70mmHg。跛行入病房。双肺呼吸音清，未闻及干湿性啰音。心率 76 次/min，律齐，各瓣膜听诊区未闻及杂音。肝脾肋下未触及。脊柱曲度存在，各椎体棘突无明显压痛。双肩、双肘关节有压痛；双腕关节肿胀，有压痛；双手近端指间关节肿胀，有压痛；双膝关节肿胀，有压痛，浮髌试验阴性，双膝可触及骨擦感；双踝关节肿胀，有压痛。

检查：PLT468 × 10^9/L，ESR57mm/h，CRP23.00mg/L，RF41.50 IU/ml，抗CCP抗体83.4552IU/ml，骨超声示骨质疏松。证属肝肾亏虚、痰瘀互结，治以补益肝肾，健脾舒筋，祛瘀通络，自拟方如下。

生地 10g	熟地 10g	骨碎补 10g	川断 10g
杜仲 12g	天麻 12g	山药 12g	伸筋草 10g
白术 12g	鸡血藤 15g	僵虫 6g	秦艽 10g
桑寄生 12g			

5剂，日1剂，水煎早晚分服。

二诊：患者关节肿痛减轻，活动改善，但口干、眼干缓解不明显。患者出现热象，徐玲老师认为"郁而化热"，而非实热，且患者胃不舒，时有便溏、恶心，故在一诊方基础上去秦艽，加忍冬藤，因关节肿痛，有热感，且兼有上感症状，可清热疏风、通络止痛。痹证不已，久致肾亏，肾阴不足，筋骨失濡而致关节疼痛，腰膝酸软，郁久化热伤阴，故治疗时注意配伍补不留邪、清不伤正。全方以补肝肾、强筋骨为主，佐以祛风通络、益气健脾，徐玲老师认为可达"扶正不留邪，祛邪不伤正"之效。

分析：患者年高饮食起居失于调养，致外邪乘虚而入，又失于治疗，故在病程中感寒则如锥刺痛，而见风则走窜不定，筋不得伸，病久郁而化热，则五心烦热又畏风，而成寒热错杂、虚实互见之证象。患者病程长达20余年，病久必虚，气血运行涩滞，瘀血乃成，再加久服药物，伤及脾胃，滞而生痰，痰瘀互结为患，闭阻经脉，停于关节，深入骨骱则关节肿、痛、屈伸不利。患者病久，以气血虚弱、肝肾亏虚为本，以痰浊、瘀血为标，故治疗中要标本共治，气血旺则经脉通，肝肾得以滋补，关节得以濡养，痰瘀不生，经脉得利，诸证可消，临证注意孰轻孰重，对症下药。

医案 19

程某，女，64 岁，住院号：2865，诊断：尪痹。

以"多关节肿痛 16 年"之主诉于 2013 年 10 月 25 日入院。16年前无明显原因出现双手指、双腕、双足趾关节肿胀、疼痛，双肘、双膝、双踝关节疼痛，晨僵，屈伸不利。双手指关节变形 1年。伴有纳差、倦怠乏力。舌质红，苔薄，脉细滑。

T36.7℃，P80 次/min，R18 次/min，BP110/70mmHg。步入病房。双肺呼吸音清，未闻及干湿性啰音。心率 80 次/min，律齐，各瓣膜听诊区未闻及杂音。肝脾肋下未触及。脊柱曲度存在，各椎体棘突无明显压痛。双肩、双肘关节有压痛；双腕关节肿胀，有压痛；双手指尺偏畸形，双手近端指间关节肿胀，有压痛；双膝关节轻度肿胀，有压痛，浮髌试验阴性，双膝可触及骨擦感；双踝关节肿胀，有压痛。

检查：ESR14mm/h，抗 CCP 抗体 762.8640IU/ml，骨超声示骨质疏松。证属脾肾两虚，治以益气健脾，补肾助阳，黄芪建中汤加减。

炙黄芪 15g	白术 12g	云苓 12g	炙甘草 3g
补骨脂 12g	桑寄生 12g	秦艽 10g	木瓜 10g
姜黄 10g	菟丝子 12g	女贞子 10g	牛膝 10g

5 剂，日 1 剂，水煎早晚分服。

二诊：患者关节肿痛减轻，活动改善。

分析：患者年高病久，而用药杂乱，损伤脾胃，致生化不足，精血不足，则筋骨经脉失养，又加近年劳累，故 1 年来关节变形、活动受限。《灵枢·刺节真邪》曰"虚邪之入于身也深，寒与热相搏，久留而内著，寒胜其热，则骨痛肉枯……内伤骨为骨蚀"，故精不足而髓不满，气不足而筋骨失于温煦，故可见关节变形而失用，筋脉失荣则痛。脾与肾为先、后天之关系，先天赖后天补充滋养，故补肾勿忘健脾。全方既有健脾益中之效，又有调补肝肾之功，徐玲老师认为"补肾治尪必先健脾"，补先天必先强后天，使生化有源。

医案 20

任某，女，43 岁，住院号：5355，诊断：阴阳毒（系统性红斑狼疮）。

以"反复颜面红斑伴关节疼痛 12 年，加重 1 个月"之主诉于 2014 年 1 月 12 日入院。12 年前于产后 7 个月出现颜面部红斑伴全身关节疼痛、四肢冷、身体瘦乏、眠差、心烦、带下多而稀白，曾间断用药治疗 9 年，病情时有反复。1 个月前因劳累后病情加重。舌质淡，苔薄，脉沉细。

T36.6℃，P80 次/min，R18 次/min，BP100/70mmHg。步入病房。双颊部可见红色皮疹，不高出皮面。双肺呼吸音清，未闻及干湿性啰音。心率 80 次/min，律齐，各瓣膜听诊区未闻及杂音。肝脾肋下未触及。脊柱曲度存在，各椎体棘突无压痛。双手指、双腕关节、双肩关节、双膝关节有压痛。

检查：ESR54mm/h，免疫常规 ANA 阳性，斑点型（＋＋＋），抗 Sm 抗体（＋＋），抗 dsDNA 抗体（＋）。骨超声示骨质疏松。证属脾肾双虚，治以补肾填精，益气健脾，活络通痹，自拟方如下。

生地 9g	熟地 9g	云苓 12g	鸡血藤 15g
黄芪 12g	丹皮 6g	丹参 10g	白术 10g
赤芍 6g	白芍 6g	女贞子 10g	蒲公英 12g
秦艽 10g			

5 剂，日 1 剂，水煎早晚分服。

二诊：患者红斑有所消退，关节疼痛减轻，四肢冷、乏力改善。徐玲老师认为该患者以本虚（气阴两虚）为主，故在一诊方基础上加黄精以补气养阴，健脾益肾。

分析：阴阳毒基本病机是真阴精血不足，热瘀内盛，痹阻脉络，内侵脏腑，病位在经络血脉，以三焦为主，与心、脾、肾密切相关，该患者为慢性期，标实为次，本虚为主，"精不足者补之以味""善补阴者必于阳中求阴"，故应以补气生血为主旨。患者肾元亏虚，脾运失职生化乏源，故徐玲老师认为应脾肾双补，随气血之偏盛而用药。产后体虚，再加失于调理，阴血受损，血少津亏，化燥生热，痹阻脉络，内侵脏腑，而发病，邪伤腠理肌肤，筋骨脉络则现红斑、筋骨痛，内攻脏腑则运化失常，历经 9 年间断治疗，病情时有反复，已成气阴两虚之证，故四肢冷逆，全身疲乏、眠差、心烦、带下多而稀白。

医案 21

杨某，女，49 岁，住院号：3365，诊断：燥痹。

以"间断关节疼痛 1 年余"之主诉于 2013 年 11 月 11 日入院。1 年多前无明显原因出现双手指、双膝关节疼痛，无关节肿胀，半年多前出现口干。伴有牙齿脱落、脱发、纳差、倦怠乏力、便溏。舌质淡，苔薄白，脉细。

T 36.6℃，P 80 次/min，R 18 次/min，BP 110/80mmHg。步入病房。双肺呼吸音清，未闻及干湿性啰音。心率 79 次/min，律齐，各瓣膜听诊区未闻及杂音。肝脾肋下未触及。脊柱曲度存在，各椎体棘突无明显压痛。双肩、双肘关节压痛不明显；双手近端指间关节有轻度压痛；双膝关节有轻度压痛，浮髌试验阴性，双膝可触及轻度骨擦感。

检查：ESR 24mm/h，抗 SSA 抗体（＋＋），抗 Ro52 抗体（＋＋），抗 SSB 抗体（＋），骨超声示骨质疏松。证属脾肾两虚证，治以益气健脾，补肾强骨，补中益气汤加减。

炙黄芪 12g	白术 12g	云苓 10g	甘草 3g
佛手 10g	防风 6g	木瓜 10g	桑枝 12g
黄精 12g	骨碎补 10g	菊花 10g	鸡血藤 12g

5 剂，日 1 剂，水煎早晚分服。

二诊：患者关节疼痛减轻，口干及乏困感改善。一诊方中鸡血藤加至 15g 并加一味沙参以补气养阴，益胃生津。

三诊：患者大便已成形，但口干较重，伴有牙痛。二诊方加牛膝 12g，谷精草 9g，牛膝可引虚火下行归肾，谷精草清肝明目。

分析：患者于多年前有产后大出血史，经常乏力并食欲不振，此因外感风寒致多关节痛且乏力加重，经言"气者人之根本也""血和则经脉流行，营复阴阳，筋骨劲强，关节清利"。此患者血虚则气无以化，气血虚则关节、肌肉无以濡养，故痛。经言"病久入深，荣卫之行涩，经络时疏，故不通则痛。气血虚，后天无以荣养则发坠齿落"。五脏各有所主，脾主生化气血，濡养四肢百骸及脏腑，脾虚则生化不足，气血乏源故出现皮肤、口眼干燥，筋骨失养则肢体酸痛、乏力，脾虚则便溏；肾主骨，肾虚则骨髓失充，骨质不坚。今脾虚生化乏源，充养肾精不足，则出现脱发齿燥、齿脱之证，正如《黄帝内经》所言"肾气衰，发坠齿槁"。即"肾在体合骨、生髓，其华在发"。患者由于天癸渐竭，精血亏虚，阴精不足，阴虚血热而伤津耗液，导致清窍失养，经脉气血瘀阻而发本病。故徐玲老师用补中益气汤使脾气健旺、肾精充足，则诸证自愈。以上方药在益气生津健脾的同时，佐以疏风通络、化瘀逐痰之药，徐玲老师认为既可通痹止痛，又可防滋阴之药滋腻碍胃之弊。"燥者濡之"，但滋阴药多较滋腻、多碍胃，故在生津固液、滋阴润燥的同时，要时时顾护脾胃，以免生化津液受阻。再加此患者为"七七"之年，肾水渐衰，也致后天滋养无源。

医案 22

段某，女，65 岁，住院号：2518，诊断：尪痹。

以"反复多关节肿痛 10 年余，加重 2 个月"之主诉于 2013 年 10 月 19 日入院。10 多年前无明显原因先后出现双手近端指间关节、掌指关节、双腕关节、双膝关节肿胀、疼痛，双手指晨僵约 3h，曾数次在我院住院诊治，效果尚可。近 2 个月无原因病情加重，伴四肢乏困无力、懒言、心悸、失眠、头晕耳鸣、夜尿多。舌淡，苔白，脉沉细。

T 36.7℃，P76 次/min，R16 次/min，BP140/90mmHg。双肺呼吸音清，未闻及干湿性啰音。心率 76 次/min，律齐，各瓣膜听诊区未闻及杂音。肝脾肋下未触及。脊柱曲度存在，各椎体棘突无压痛。双手近端指间关节、掌指关节、双腕关节、双膝关节肿胀、压痛，双肘关节、双肩关节压痛。

　　检查：PLT462×10⁹/L，ESR78mm/h，CRP85mg/L，RF357.00 IU/ml，骨超声示骨质疏松。证属：脾肾双虚证，治以补脾益肾，通络止痛，自拟方如下。

山药 12g	山茱萸 9g	丹皮 6g	熟地 6g
女贞子 9g	旱莲草 9g	夜交藤 12g	龙骨 6g
牛膝 9g	菟丝子 12g	桑寄生 12g	生地 6g
牡蛎 6g			

5剂，日1剂，水煎早晚分服。

　　二诊：患者多关节肿痛减轻，乏困、失眠改善，夜尿减少。在一诊方基础上加沙参以补气养阴，益胃生津。

　　三诊：患者多关节肿痛明显减轻，咽干改善，夜尿明显减少，心悸缓解。

　　分析：脾虚生化乏源，运化失司，故纳差、四肢乏困无力、懒言；血虚则不养心，故心悸失眠；精血不足则关节筋脉失养，气血凝聚则伴关节肿胀、疼痛、活动受限；精不足，不足以养肾，二便失司则夜尿多、头晕耳鸣。张仲景曰："诸肢节疼痛，其人尪羸"，病久致"真气虚弱，邪得以侵袭"而发病。方中龙牡者可宁心安神，治失眠，夜交藤有补肾作用，徐玲老师认为二者可潜阳敛阴、涩精、缩尿，主要针对夜间尿多及肾气不固。所谓扶正祛邪，中气振奋，化生津液，方可生精壮骨。

　　医案 23

　　李某，女，34岁，住院号：4406，诊断：肌痹（反应性关节炎）。

　　以"右膝关节肿痛1个月"之主诉于2013年12月29日入院。1个月前无明显原因出现右膝关节肿胀、疼痛，影响行走，伴有发热、口干、大便干、小便黄。舌质红，苔黄腻，脉滑。

　　T 38.2℃，P90次/min，R20次/min，BP100/70mmHg。跛行入

病房。双肺呼吸音清，未闻及干湿性啰音。心率 90 次/min，律齐，各瓣膜听诊区未闻及杂音。肝脾肋下未触及。脊柱曲度存在，各椎体棘突无明显压痛。右膝关节肿胀明显，有压痛，浮髌试验阳性，左膝关节未见肿胀及压痛。

检查：ESR82mm/h，CRP114mg/L，骨超声示骨量减少。证属湿热阻络，治以清热利湿，化瘀通络，自拟方如下。

忍冬藤 15g	络石藤 12g	防风 10g	赤芍 6g
薏苡仁 12g	云苓 10g	白术 12g	郁金 10g
桑枝 12g	秦艽 12g	白芍 6g	

5 剂，日 1 剂，水煎早晚分服。

二诊：患者右膝关节肿痛减轻，口干改善，体温正常。

分析：人以气为本，气和则运行不停。患者由于情志抑郁，气机升降失常，而致气郁，气郁则湿聚，久则化热，流注关节而发本病，故徐玲老师方中用郁金以行气解郁，活血止痛。患者形体较健壮，因受凉后失于调理而发病，正如《医学入门》所言"热痹，或湿生热，或风寒郁热"，此患者正是风寒入络，随体质而化热，蒸于经络。《温病条辨》言"湿聚热蒸，蕴于经络，寒战热炽，骨骱疼痛"，故患者关节肿、热、痛，伴小便黄，脘腹胀，多汗，舌苔黄腻。

医案 24

李某，女，52 岁，住院号：29171，诊断：尪痹。

以"反复多关节肿痛 25 年，加重 1 周"之主诉于 2015 年 12 月 7 日入院。

25 年前无明显诱因先后出现左手第 2、3 近端指间关节、双肘关节、双腕关节、双踝关节、双足跖趾关节肿胀、疼痛，双手指晨僵持续时间 1~2h，渐发展至双肩关节、双髋关节疼痛，关节活动受限，10 年前渐出现双手指关节变形，曾多次在我院住院，化验 RF 阳性，诊断为"类风湿关节炎"，给予交替口服雷公藤多苷片、秦息痛（院内制剂）、双氯芬酸钠、羟氯喹、甲氨蝶呤、来氟米特、甲泼尼龙等药治疗，效果尚可，但出院后患者间断服药，病情时轻时重。4个月前因停服甲泼尼龙出现左膝关节肿胀、疼痛加重，伴恶心，食纳差，身困乏力。1周前自觉因停服瘀血痹片、湿热痹胶囊后左肘关节、左膝关节、右踝关节肿胀、疼痛加重，目前口服雷公藤多苷片、秦息痛、甲氨蝶呤（3片/周）治疗，效果不佳。病程中曾有双侧颞颌关节疼痛，无口干、眼干，无发热，无皮疹，无脱发，无口腔溃疡，无光过敏，无雷诺现象，无眼炎，无头痛、头昏，无尿急、尿频、尿痛，无腹痛、腹泻。为进一步治疗，门诊以"类风湿关节炎"收住入院。发病以来，饮食欠佳，睡眠尚可，大小便正常。现症：四肢关节肿胀、疼痛、活动受限。舌淡红，苔薄白，脉细滑。

X线示双肺纹理多，主动脉硬化征；双膝退行性骨关节炎并左膝类风湿关节炎；双肘、双踝类风湿关节炎改变，双跟骨刺。胸部CT示双肺多发局限性轻度渗出性病变。心电图示ST－T改变。腹部B超示肝、胆、胰、脾、双肾声像图未见异常。腰椎骨密度检查结果正常。ANA抗体谱抗Ro52抗体（＋＋＋）。抗CCP抗体327.72IU/ml，RF＜20.0IU/ml，CRP44.70mg/L，ESR117 mm/h，25－OH－VD 9.8561 ng/ml。乙肝系列均为阴性。血常规：RBC 3.71×10^{12}/L，HGB106g/L。尿常规及肝功、肾功、空腹血糖、电解质、血脂未见异常。肌酶谱示LDH252U/L，HBDH193U/L。证属脾肾双亏。治以健脾益肾，通络止痛，具体方药如下。

白术12g	白芍10g	生地10g	菟丝子12g
杜仲12g	川断10g	鸡血藤15g	夜交藤12g
煅牡蛎12g	蒲公英12g	熟地10g	

5剂，日1剂，水煎早晚分服。

二诊：患者多关节肿胀、疼痛明显减轻，活动改善。复查：血常规：HGB113g/L。肝功、肾功及风湿三项均未见明显异常。ESR29mm/h。

分析：脾虚则生化乏源，气血不足，血不养心则五心烦热，失眠多梦，运化无力，则纳差、便干、口气不爽，精不足以养肾壮骨，故关节疼、酸困、足不任力，而骨痛夜重，绵绵不休。《素问·太阴阳明论》指出："脾病不能为胃行其津液，四肢不得禀水谷之气，气日以衰，脉道不利，筋骨肌肉无以生，故不用焉。"脾肾分为先后天之本，肾赖脾之生精滋养，脾依肾之动力，故在风湿病中二者关系尤为重要。

医案 25

张某，男，27 岁，司机，住院号：19715，诊断：大偻。

以"间断腰背部疼痛 6 年"之主诉于 2015 年 3 月 25 日入院。6 年前无明显诱因出现腰背部疼痛，伴晨起腰部僵硬，夜间翻身困难，开始在其部队医院检查（具体项目不详）未见异常，故未用药治疗。1 年前腰背部疼痛加重，在附近私人诊所行按摩治疗，后来我院门诊就诊，化验 HLA–B27 阳性，骨盆拍片提示骶髂关节炎，诊断为"强直性脊柱炎"，给予口服柳氮磺吡啶、洛索洛芬钠等药治疗半月，腰背部疼痛减轻，后在我院门诊交替口服克痹骨泰、安络痛、湿热痹胶囊、瘀血痹片等药治疗至今，自觉效果尚可。病程中无口干、眼干，无发热，无皮疹，无口腔溃疡，无眼炎，无腹痛、腹泻，无尿急、尿频、尿痛。舌淡红，苔白厚，脉沉细。

CT 示双侧骶髂关节炎 Ⅲ 级。腹部超声示肝、胆、胰、脾、双肾声像图未见异常。心电图示窦性心动过速。肌酶示 LDH289U/L，HBDH 235U/L；肾功、血脂未见异常；CRP 61.40mg/L，RF＜20.0 IU/ml，ESR39mm/h，免疫常规均未见明显异常。尿常规示 BLD（＋），血常规、粪常规及肝功、肾功、电解质、空腹血糖、血脂均未见异常。证属肾虚督寒。治以补肾强督，温经祛寒，方用补肾强督汤。

鸡血藤 12g	防风 12g	片姜黄 9g	葛根 12g
伸筋草 10g	茯苓 10g	独活 12g	桑枝 12g
桑寄生 10g	炒薏苡仁 15g		

3 剂，日 1 剂，水煎早晚分服。

二诊：患者腰背部疼痛减轻，活动改善。复查：血常规、尿常规未见异常，CRP 3.83mg/L，ESR10mm/h。

分析：方中虽未用虫类及壳类等血肉有情之品，但补中有通，补而不滞，通则不痛。

第六章　师徒对话

1. 类风湿患者至中晚期为什么会出现低热不退，四肢困倦，食欲不振，不耐劳作之证候，如何处治？

答： 在风湿类疾病中此证候的出现一般有 2 种原因：①患病日久，阴血耗伤，虚热内生引致，当以滋补肝肾之阴为治，补阴以配阳自然热退；②脾胃受损，中气不足，气血生化乏源，而中气不足，水谷不得运化，郁于胃中，《素问·调引论》指出："形气衰少，谷气不盛，上焦不行，下脘不通，胃气热，热气熏胸中，故内热。" 当用脾胃所喜的甘温之品益气补中为治则。

2. 类风湿关节炎病人以"正气虚为主"，在急性发作期应如何处治？

答： 类风湿关节炎是以正气虚衰而兼有实邪之慢性病，虚实互见存在于整个病程中，在处治时，应重视邪正盛衰消长情况而定，分别采取扶正为主兼顾祛邪或祛邪为主兼顾扶正，一般来说在急性活动期间以祛邪为主，所谓急则治其标，应中病即止，勿伤其正，缓解期以扶正为主，所谓缓则治其本，也勿忘祛邪。

3. "内舍其合"在风湿病证中有何意义？

答： "内舍其合"出自《素问·痹论》，古人根据藏象学说对痹证进行了分类，确定病位，根据五行学说判断疾病的深入程度或预测是否传变，从而制定治疗原则。指出各类痹证若不能有效控制病情就会发展致脏腑痹是必然结果。如原文指出"骨痹不已，复感于邪，内舍于肾"，也就是说在治疗骨痹患者时，要注意调理与其相合的肾脏，以免深入及肾会导致"尻以代踵，脊以代头"的严重后果，古人在《素问·痹论》中指出"五脏皆有合，病久而不去者，内舍其合也"，也体现了祖国医学未病先防，已病防变的治未病学说在诊治风湿病中有重要意义。

4. 为什么在风湿病的致病因素中，重点强调的是湿邪？

答：首先从湿邪的特点谈起，湿为阴邪，重浊有形，因其有形，所以能壅滞于皮肤、肌肉、经络、筋骨以及脏腑之处致痹，且湿停则生痰，因痰则生瘀，湿痰瘀相合，阻碍气机，致人体气血的循行、脏腑的功能受损而生变证，因其黏腻不易速祛，致病程迁延，这也是风湿病呈慢性病的重要因素。《神农本草经》指出"痹，湿病也"，且湿邪具有极强的"柔和性"，易与别的邪气相结合，中之如油入面，不易分离，这也是风湿病病理属性复杂、易变证丛生的主要因素，所以在诊治风湿病中，一定要重视祛除湿邪。

5. 为什么脾胃为人体气机升降之枢？在治疗风湿病中有什么意义？

答：自然界的一切事物是运动变化的，其规律以气的运动为根本，与自然相应，气也是人体生命的动力，它把有形的物质变化为无形的功能，其运动的基本形式，即推动人体精血津液在升降过程中濡养机体，使生命不息，正如《素问·六微旨大论》说："出入废则神机化灭，升降废则气血孤危，故非出入则无以生长壮老已，非升降则无以生长化收藏，是以升降出入，无器不有。"在此过程中，脾胃起着关键的作用，正如《素问·经脉别论》指出："饮入于胃，游溢精气，上输于脾，脾气散精，上归于肺，通调水道，下输膀胱，脾气主升，把水谷之精气上输到肺，合成宗气为人体气化的物质基础，若脾气不升，则人一身之气皆虚。"胃气主降，受纳腐熟水谷，把水谷中的浊气下降到魄门，若胃气失降，浊气在上致阴阳反作而气乱，所以说脾胃为人体气机升降之枢。风湿病最基本的病机是气血闭阻不通，根本治则自然是"通则不痛"，根据不通的具体病因病机，宣通疏散，使人体的气机升降归于平衡，经络畅通，气血周流不息，风湿病才能逐渐痊愈。而脾胃在人体精气的升降运动中起着关键的作用，若在治疗风湿病的过程中，时时注意顾护脾胃，则元气充足使人体气机升降有常，皮腠，筋骨，肌肉，关节，脏腑得到濡养，则外湿不受，内湿不生，而痰浊瘀无以生而痹除。

6. 诊治"五脏痹"与"五体痹"应注意什么？

答：五脏痹与五体痹是按病位对风湿病疾病分类的传统方法之一，二者之间关系密不可分。

《素问·藏气法时论》指出："合人形以法四时五行而治。"在诊治五脏痹与五体痹时尤其要注意取法于五行，通过临床深入观察认清病位对症治疗，可以多途径治疗，如"补土生金"法、"滋水涵木"法等，可以预知病情发展，防未病，如"见肝之病，当先实脾"，防疾病的发展，如在诊治皮痹时要注意顾护肺气，若出现肺部病变则要注意内舍其合发展为肺痹，治疗中尚可培补脾胃之气以利疾病恢复，所谓补土生金等。总之五体痹较轻浅，五脏痹多由五体痹发展深入到脏腑，影响脏腑功能，病深重。所谓五脏皆有余，病久而不祛者内舍其合也。总之在临证中防其传变，内舍其合是诊治五脏痹和五体痹的重点，利用五行学说辨证施治是其总治则。

在博士论坛上讲述了治疗中晚期类风湿性关节炎中遇到虚实夹杂、寒热并存时如何下药的问题。应分清主次、标本，正所谓"急则治标，缓则治本"，"间者并行，甚者独行"，此类患者病邪很重，正气也很虚，祛邪勿忘正虚，扶正要防虚不受补，一般来说：①辨证加用外治法。②精减口服药，处方用药量宜少宜精。③选择兼有攻补功效之类的药，如：牛膝，既可活血通络，又有滋补肝肾之效等；鸡血藤走窜四肢关节通络祛瘀，又有养血之效等。④据证可灵活使用多补少攻或多攻少补，或一攻三补，两攻一补等。⑤处处勿忘顾护脾胃，脾胃健有利于药效发挥，营养的吸收，增强了体质。总之，知己知彼，多方治之，用药要注意。

大毒治病十去其六，常毒治病十去其七，小毒治病十去其八，无使过之，伤其正也。

7. 在治疗"狐惑病"时，老师为何用小量三七粉令患者含漱吞服？

答：《医宗金鉴》指出："下疳及狐也，蚀烂肛阴，牙疳即惑也，蚀咽腐龈，脱牙、穿腮、破唇。"三七可行滞化瘀，止痛止血，对于狐惑病患者，在服煎剂以前以小量三七粉研末含漱冲服可直接接触创面，充分发挥药效，迅速止痛，生肌敛创，外阴溃疡也可用香油调敷患处使用。

8. 老师在用四君子汤时为何有时去党参而加黄芪？

答：党参、黄芪均为补气之药，均入脾肺两脏，黄芪药性较灵动，尚可走表达四肢，有固表作用，而党参质较润尚可生津养血，性较缓，善于走中焦滋养脾胃推动中气。风湿类患者病位多在四肢关节，药较灵动，可迅速通达四肢，故有时以黄芪代替党参以期较快起效，有时共同用，可以加强补气药效。

9. 在补血剂中老师为何常选用黄精？

答：血属阴的范畴，故常出现血虚阴亏并见之证，故有时血虚的病人也会出现发热，因此一般治疗血虚之剂多随证加入补阴药，血虚患者，精髓失充，则骨失所养，而风湿类病人，要时刻注意骨关节的充养，黄精平补气血而性润，又兼益气，可补诸虚，填精髓而助筋骨，故常用之。

10. 在治疗白疕时老师为何常加土茯苓？

答：银屑病关节炎属祖国医学"白疕"范畴，病机多由血虚风燥、皮肤失润，且阴血不足易生内热，若复感外邪，则发为白疕，故在养血祛风的同时，要据证加入有清热解毒功效的药，土茯苓《本草》记载为阳明本药，除可清热解毒治皮肤疮毒外，尚可祛风湿利关节，在治疗银屑病关节炎时，用之可谓皮肤关节兼顾。

11. 在治疗大偻时老师为何加葛根？

答：项背强痛是大偻病主证之一，而葛根可升阳解肌善治头项强痛，且有鼓舞胃气之功，《神农本草经》谓葛根"主诸痹，起阴气"。大偻患者颈项强痛者，在诸药中常配以葛根，一来解肌镇痛，二来起鼓舞胃气有利于药物吸收发挥疗效。

12. 络石藤和海风藤二药性味相反，老师为何在治疗风湿病时常会用？

答：络血藤和海风藤二药均为藤类药，对四肢关节疼具有良效，均可祛风湿，通络利关节，解关节拘挛尤效，二者合用可增强疗效，因络石藤性微寒，海风藤性微温，二者合用，凉而不滞，温而不燥，有相辅相成之功。

13.《伤寒论》中治风湿病三方的应用，请老师详解。

答：桂枝附子汤、去桂附子汤、甘草附子汤是《伤寒论》中为风湿病痉病所设，均为桂枝汤演变而来，后世医家也多以此方加减治疗风湿病而获得良效，此三组方加减，对症使用在诊治痹病中不可不知，其总病机为胃阳虚，风寒湿邪侵袭人体致痹。原书中"桂枝附子汤，桂枝三两，附子三枚（泡），生姜三两，大枣十二枚，甘草二两（炙）"。主证为身体痛烦，不能自转侧，不呕不渴，脉浮虚而涩，此因风湿病初起邪在经。滞于肌肉不在里，故无里证，脉浮虚主表，主风，涩主湿滞，故以桂枝汤去芍药之酸寒加附子，共成温经散寒，祛风胜湿之功，使邪从外解，用附子补卫阳，使外邪速去。原书中"去桂附子汤：附子三枚，白术四两，生姜三两，甘草二两，大枣十二枚"。主证为身体痛烦，不能自转侧，大便硬，小便自利，此为风邪已去而湿邪尚存，但病位仍在肌肉，故大便硬而小便自利，故以白术健脾胜湿，祛桂枝之辛散，以防伤阴。原书中"甘草附子汤：甘草二两（炙），附子两枚，泡白术二两，桂枝四两"。主证为骨关节痛烦，掣痛不得屈伸，汗出短气，小便不利，恶风微肿，脉沉缓苔白腻，此为风寒湿邪，久留不去，以深达关节流着不去，阳气虚，卫外不固，故汗出短气，小便不利，当温阳通痹为主，但因邪已入里无法速攻，故君药甘草和中补气缓图，防汗大出而邪不尽，故减附子之量。桂枝足以调上焦之气，以利小便，就连服用方法张仲景也"煮取三升，以先少量服用，初服五合，恐一升为多"，也是不尽剂之意。张仲景通过此三方，说明了在治疗风湿病的过程中，随病位深浅，邪之轻重，正气是否受损的不同，则治法不同，特别重要的是提出了病邪深入，涉及关节脏腑，不可速攻，应虚实兼顾，缓图之，至今仍有效地指导我们治疗风湿病的临床实践，正如《伤寒杂病论·序》中所说："虽未能尽愈诸病，庶可以见病知源。"

14. 我们在临床工作中，常遇见风湿病人主证相同而受累部位不同，该如何用药，请举例说明。

答：在治疗风湿疾病中，以主证为主而随受累部位不同，灵活选用药物，在临床疗效上却有重要作用。比如我们走路一样，要走捷径，可快速到达目的地。这就涉及药物的归经问题，每种药物都有其善走的经脉以及皮、肉、筋、脉、骨、五脏、六腑等，若辨证时详察之予以相应之药即可以使药达病所，迅速起效，缩短疗程。如临床上常见患者脊背疼，脊背为足太阳经和督脉循行部位，而此二经同主阳气，背疼为寒湿之邪，侵袭太阳经，故当选用羌活、藁本、防风等入足太阳经之药，以散其邪。脊疼是督脉为病，督行于脊里，与肝肾有关，为病在里，多虚证，少实证，治背痛多兼肺，治脊痛离不开肾。则选用通达肾督之药。这是主证相同而病机不同。又有病机相同而部位不同的。如受累关节在上肢者，一般随证加入桑枝、姜黄、防风、桂枝等走手六经之药，在下肢者则辨证加入续断、牛膝、薏苡仁、肉桂、附子、独活、木瓜等，走足六经特别是足三阴经之药，总之根据受累部位不同，选用相应之入经药，也为治疗风湿类疾病之一大特点。

15. 金元时期名医李东垣先生在治疗风湿病方面有什么见解？

答：李东垣先生在其《内外伤辨惑论》中，从病因、病机、病证治则、方法，论述了痹证的 3 个不同证型：

（1）风湿痹：主证："一身尽痛"即全身肌肉关节疼痛。

病机：风湿合邪，痹阻脉络，"风湿相搏"。

治则：祛风胜湿，通络止痛。

处方：羌活、防风、藁本、升麻、柴胡、苍术。

在《脾胃论》中又补充："如病去，勿再服，以诸风之药损人元气故也。"

（2）湿热痹：主证：肩背痛、汗出、小便数而少。

病机：风热合邪，痹阻肺经，肺气郁而失通调。

治则：祛风除湿，疏泄郁热。

处方：防风、羌活、陈皮、人参、甘草、藁本、青皮、白豆蔻、黄柏、升麻、黄芪、柴胡。

（3）寒湿痹：主证："肩背痛不可回顾""脊痛，项强，腰似折，项似拔"。

病机：寒湿之邪痹阻手足太阳经。

治则：温经散寒，祛湿通痹。

处方：羌活、独活、藁本、防风、炙甘草、川芎、蔓荆子。

又于方后特别提及"如身重，腰沉沉然，经中有寒湿也，加酒洗汉防己，轻者加附子，重者加川乌"。

李东垣专注脾胃的研究，"脾胃内伤，百病由生"，是其中心学术思想，这也符合了祖国医学"邪之所凑，其气必虚"的精辟病因学。

此方是李东垣为脾胃内伤致痹证而设，正如他在文中所说"胃为水谷之海，肠胃为市，无物不包，无物不入，寒热温凉皆有之，其为病也不一，故随时证于补中益气汤中，权立四时加减法于后"。（《内外伤辨惑论》）从李东垣对此三方的立法，可以体会到他在治疗痹病中，首先重视痹证的致病因素是湿邪，方中均以胜湿为主旨；也指出了湿性黏滞易兼挟为患，有兼风，兼热，兼寒之述。告诫后人在用中药祛湿时，量宜少，防伤阴且不必再"用淡渗之剂以除之，致重竭其阳"；指出了痹证病程长，易伤人阳气，特别是脾胃之气，当注意在治疗痹证过程中，"脾胃不足之证，须用升麻、柴胡苦平，味之薄者，阴中之阳，引脾胃中清气行于阳道及诸经……使阳气得卫外而为固也"。至今仍在指导着我们的临床实践。

16.《金匮要略》中治痹主方麻黄加术汤、麻黄杏仁薏苡甘草汤、防己黄芪汤，如何辨证使用？

答：麻黄加术汤主要用于风寒湿之邪，滞留肌肉关节，痹阻经脉，以身体疼痛不安为主证，方药组成为：麻黄、桂枝、甘草、杏仁、白术，因湿邪黏滞不易速去，而发汗之法会使风去湿存，故宜用温药振荡阳气，使微汗出而风湿俱去，麻黄配白术，可发汗而不过，行表里而湿痹除。

麻黄杏仁薏苡甘草汤，方药组成：麻黄、甘草、薏苡仁、杏仁，主要用于以上主证，且兼有发热日晡所剧之证，日晡属阳明，那就说明兼有湿郁化热的征象，故去白术、桂枝加薏苡仁以除湿清热利关节。

防己黄芪汤：方药组成：防己、甘草、白术、黄芪，主要用于风湿之邪郁滞肌肤关节而卫气不固，致肢体关节沉重，自汗恶风脉浮等症，全方以黄芪、甘草、白术健中气而使卫阳复振，加防己苦泄辛散，祛风除湿扶正祛邪兼顾。以上三方从3种不同的临床表现论述了风湿病的病机、病证，说明了湿邪是风湿病的首要致病因素，以及湿邪黏滞不易速去，且易兼挟为患的特征，也告诫我们在治疗风湿病时，当慎用汗法，注意顾护卫阳，至今仍是我们在风湿病的治疗时，常用的行之有效的良方。